간염_{에서}간경변 간암_{에 이르기까지의} 똑똑한 투병기

간염에서 간경변·간암에 이르기까지의
똑똑한 투병기

2020년 1월 24일 초판 1쇄 발행
2021년 3월 10일 초판 2쇄 발행

저자   민경윤
발행처 도서출판 마야
발행인 임동주
편집   김미선
디자인 김미선

등록 1993년 2월 9일 제 313-1993-000002호
주소 10881 경기도 파주시 회동길 262
전화 영업부 031) 955-0200
팩스 편집부 031) 955-0205
홈페이지 www.mayaco.co.kr
블로그 blog.daum.net/profdrlim
독자의견 이메일 profdrlim@hanmail.net

ISBN 978-89-85821-69-8

이 도서의 국립중앙도서관 출판예정도서목록(CIP)은 서지정보유통지원시스템 홈페이지(http://seoji.nl.go.kr)와
국가자료종합목록 구축시스템(http://kolis-net.nl.go.kr)에서 이용하실 수 있습니다. (CIP제어번호 : CIP2020000062)

간염_{에서} 간경변

아니, 이렇게는 안 되겠다.

간염에서 간경변
간암에 이르기까지의
똑똑한 투병기

민경윤

MAYA

여름날 뜨거운 태양 아래서 땀 흘리며 잔디를 깎고 나서 마시는 시원한 물 한잔이 이리도 감사할 수 있을까요? "간염에서 간경변·간암에 이르기까지의 똑똑한 투병기"의 글을 쓸 수 있게 된 나 자신이 참으로 다행스럽고 귀하게 여겨집니다.

책을 쓰기로 작정하고 준비하며 보낸, 짧지 않은 시간 동안, 많은 것을 깨닫게 되었습니다. 의사도, 건강 관련 종사자도 아닌 제가 무엇을 할 수 있을지, 주제넘은 변으로 치부되지는 않을지 걱정이 되긴 했지만, 그간 간질환 환자로서 카페 활동을 하면서 얻은 신념이 저를 끝까지 이끌어주었습니다.

정기검진도 열심히 받았고, 항상 건강상태가 좋다는 얘기만 듣다가 어느 날 간암에 걸리고 나서 방황하던 때를 되돌아봅니다. 왜 발병했을까? 감기 한번 걸리지 않던 내게 간암이 온 이유는 무얼까?

정신없이 간암 절제수술을 받은 후, 친분 있는 의사분들과 상담하고 책방에서 많은 자료를 찾아보았습니다. 더불어 간학회 등 각종 세미나에 직접 찾아가 듣거나 동영상을 보고, 네이버와 다음, 구글에서 간 관련 카페와 블로그도 거의 다 찾아 읽었습니다. 그러다 보니 가닥가닥 종잡을 수 있는 길이 보이더군요. 그렇게 얻은 지식을 토대로 질의에 답글을 쓰다가, 저처럼 아직 본인의 상황과 이에 따른 대책을 정확히 모르는 분을 위해 이 책을 쓰겠다고 결심했습니다. 의사 선생님 말씀만 잘 따르면 된다고 생각했던 수동형 환자에서 벗어나 주제넘은 판단을 서슴지 않는 똑똑한 환자가 되기로 한 겁니다.

대다수의 사람이 "나는 B형간염 보유자입니다"라고 말하면 그 순간부터 시선이 달라집니다. B형간염에 대한 아주 뿌리 깊은 오해 때문이지요. 사람들의 B형간염에 대한 잘못된 인식으로 인해 우리 간염 바이러스 보유자들은 사회에서 항상 조심하고 숨기면서 생활하느라 아주 힘듭니다. 그 심정은 겪어 본 사람만이 알 수 있을 겁니다. 그래서인지 아직도 정기검진을 받는 분이 절반밖에 되지 않는다고 합니다. 아마도 자신의 질병에 대한 두려움이 반, 외면하고픈 타인의 선입견이 반쯤 작용한 결과겠죠.

예전에는 '나는 괜찮겠지!'라는 막연한 생각으로 지내다가 어느 날 간경변, 간암으로 진행되고서야 병원을 찾는 사람이 대다수였습니다. 하지만 최근에는 강력한 항바이러스제가 나와 있기에 간염에 관해 공부하고, 적절한 복용 시점에 맞춰 약을 먹기만 하면 평생 무탈하게 살아갈 수 있습니다.

첫째, 이 책은 B형간염 보유자가 병원을 찾아야 할 때를 놓치지 않도록 준비할 수 있는 기본 지식을 이야기합니다. 병원을 찾아가면 그 시점의 상태에 알맞은 처방을 받을 수 있겠지만, 이미 손상된 간은 예전으로 되돌릴 수 없습니다.

둘째, 운이 좋으면 평생 큰 말썽 없는 B형간염일 수도 있겠지만, B형간염 바이러스 보유자라면 몇 가지 유형의 경로로 간암환자가 될 수 있습니다. 이 책은 적어도 그 경로의 어디쯤 내가 서 있는지를 아는 데 도움을 줄 길잡이입니다.

셋째, 발병한 간암을 효과적으로 치료하고, 재발을 조기에 발견할

수는 없을까? 이런 의문에 대해 다른 사람의 치료 경험을 실어 참고
할 수 있도록 했습니다.

넷째, B형간염 보유자 또는 간암환자로서의 섭생에 관해 이야기
합니다. 정답은 없지만, 예전에는 민간요법, 현대에는 건강식품이라
는 이름으로 불리는 수많은 먹을거리 중 무엇을 취하고 무엇을 버릴
지, 최소한의 기준을 세우는 데 도움이 될 겁니다.

완벽한 사람이 없듯이 완벽한 정보란 존재하지 않습니다. 오늘,
이 시점에서 최선의 길, 제가 나름의 노력으로 얻은 깨달음이 환우
여러분의 치병에 바른 길잡이가 되기를 간절히 바랍니다.

끝으로 이 책을 쓰는 동안 원고 정리를 해주고 율리아네 건강식단
을 써준 나의 영원한 동반자인 아내 김혜숙에게 감사를 드립니다.
무엇보다도 지금의 저를 있게 해주고 우리 집 건강을 챙겨주시는
임승빈내과 임승빈 원장님, 처음 간암을 발견해주신 전 세브란스병
원장이시고 현재 청구성심병원에 계시는 문병수 선생님, 아산병원

소속으로 입원과 수술까지 모든 과정을 진두지휘해주시고 기도해주신 심장내과 박종훈 교수님, 신의 손이라는 명성에 걸맞게 제 수술을 집도해주신 간담도췌외과 이영주 교수님, 현재까지 정기진료를 해주시는 간내과 이영상 교수님, 그리고 여러 가지 궁금할 때마다 자문해준 친구인 충남대 방사선과 조문준 교수와 이 책을 낼 수 있게 헌신적인 도움을 주신 마야출판의 임동주 대표님께 진심으로 감사드립니다.

이 책을 쓰면서 아산병원, 삼성병원, 세브란스병원, 서울대병원 등과 간학회, 간암학회의 자료를 많이 참고했고, 간 관련 논문의 도표도 가져왔음에도 일일이 열거하지 못한 점 너그러이 양해해 주시기 바랍니다. 아직도 B형간염, 간암으로 고생하는 환우들에게 조금이라도 도움이 되기를 바라는 마음에서 이 책을 썼습니다.

이 책에 담지 못했거나 최근에 나온 자료는 네이버 '우리간사랑카페'에 들어오면 항상 보실 수 있습니다.

2021년 2월
민경윤

8

"의사 선생님 말씀만 잘 따르면 된다고 생각했던 수동형 환자에서 벗어나 주제넘은 판단을 서슴지 않는 똑똑한 환자가 되기로 한 겁니다."

"오늘, 이 시점에서 최선의 길, 제가 나름의 노력으로 얻은 깨달음이 환우 여러분의 치병에 바른 길잡이가 되기를 간절히 바랍니다."

저자가 이 책에서 내내 주장하는 얘기는 바로 위의 두 문장으로 대변될 것입니다.

나의 고교동창인 민경윤 씨가 몇 년 전부터 간암환자였던 본인의 경험을 바탕으로 책을 쓴다고 하기에 "전문 의사도 아니면서 그런 무모한 작업을 왜 해?"라고 말렸지만 책의 초고와 목차를 본 후로는 생각이 바뀌었습니다. '엄청 의미 있는 일', '장한 일'을 해낸 저자에게 뜨거운 격려의 박수를 보내고자 합니다.

제가 아는 저자는 엄청 활동적인 사람입니다. 국내 유수 대학 졸업 후 대기업 임원을 거쳐 계열사 사장까지 역임했을 뿐 아니라 골프 핸디는 싱글, 아마추어 화가, 사교댄스의 달인, 각종 모임의 리더 등 사회 통념상 성공한 인생을 살아가던 분이었습니다. 그런데 2014년 12월, 간경변(간경화) 판정을 받고, 2015년 10월 간암 판정과 간암수술을 받으면서 공포의 대상인 '암환자'가 되었습니다.

그렇게 활발하던 저자가 어느 날부터 음주를 사양하기 시작하자 모두 "무슨 일이냐?"고 궁금해했는데, 놀랍게도 그가 "나 간암 수술했어! 환우를 위한 카페, 블로그도 운영해"라고 했습니다. 그런 저자가 책을 발간한다니 처음에는 의아했지만, 곧 "과연 민경윤답다"라고 인정할 수밖에 없었습니다.

'암환자' 하면 모든 일을 접고 그저 시름시름 앓으며 살아가기 일쑤인데 수동형 환자에서 벗어나 주변 환우의 치병治病 전도사가 되겠다고 나선 저자의 용기와 희생, 그리고 배려에 고개가 숙여집니다. 어쩌면 우리 모두가 예비 암환자일 수 있는 사회적 환경에서 저자의 '체험식' 치료 경험과 많은 의사, 국내뿐 아니라 해외 거주 환우와의 정보 공유를 통해 얻은 의학적 지식을 이렇게 한 권의 책에 집대성했다는 것은 매우 뜻깊은 일입니다.

저자에게는 특히 이 책을 통해 환자들이 병원에서 겪는 낭패감, 서운함, 서러움을 조금이나마 위로하고, 그러한 마음을 공감하고자 하는 애틋함이 있는 것 같습니다.

매일매일 비슷한 증세의 수많은 환자를 상대해야 하는 의사에게

다정다감함까지 바랄 수는 없지만 영혼 없는 말투와 표정에 낙담해
본 경험은 환자라면 누구나 한번쯤은 있을 겁니다.

그러한 환우들의 치병을 위한 노력, 정보, 노하우를 공유하는 것
은 저자 본인뿐 아니라 그동안 헌신적으로 병간호에 동행했던 그의
아내와 아들들, 며느리, 손주들에게까지 매우 의미 있고 보람된 일
이라고 격려해주고 싶습니다.

부디 이 세상의 많은 환우와 가족, 그리고 아직은 건강하지만 언
제 환자가 될지도 모르는 많은 사람에게 의학전문서적이 아니라 교
양서적이자 필독서가 되는 저자의 저서이기를 바랍니다.

다시 한번 저자의 노력과 애틋한 마음에 경의를 표합니다.

2020년 1월
배재대학교 부총장(전 한국대학신문 대표이사)

박 성 태

인간 수명 100세 시대를 눈앞에 둔 요즈음,

많은 중장년층의 관심과 화제는 대부분 건강문제에 집중되고 있고, 의학정보와 민간요법 등 건강에 관한 각종 지식과 정보가 SNS를 통하여 널리 전파되고 있는 실정입니다.

이 책의 저자는 건강하고 활기 넘치며, 근무하던 회사 업무뿐 아니라 음악, 미술, 사진, 스포츠 등 여러 분야에서, 가지고 있는 재능과 능력을 십분 발휘하여 동료들과 친구들에게 인정받고, 다양한 취미생활을 즐기던 직장인입니다.

그러던 그가 간암 판정을 받고, 수술과 약물 투여, 그리고 섭생 등 가족들의 따뜻한 보살핌으로 성공적인 치료에 이른 것은 다행스러운 일이며, 그 과정에서 간의 건강과 치료에 관하여 절박한 심정으로 수집하고 체험해서 정리한 자료들을 책으로 묶어 출판하는 저자의 노력과 열정에 감탄과 찬사를 보냅니다.

끝으로 이 책이 저자와 유사한 질환으로 고민하고 있거나,

간의 건강에 관심이 많은 분들에게 널리 읽혀서 저자가 몸소 체험하며 얻은 정보와 자료들이 조금이라도 도움이 될 수 있기를 기대합니다.

2020년 1월
임정수 변호사

차례

—————

1

간을
졸이다

1
나의 경험

—

──────── **저의 병력을 소개합니다**

　2014년 12월, 간경변(간경화) 판정을 받고, B형간염 항바이러스제 비리어드 Viread를 처방받아 복용하기 시작했습니다. 간경변 판정과 동시에 금주에 들어갔습니다.

　그러나 불행히도 이듬해 10월 말, 간암이 확진되었고, 11월에 개복 수술한 간암 및 간경변 환우입니다(항바이러스제 비리어드는 현재까지 하루도 빠짐없이 복용 중입니다).

　회사에 다니던 당시 건강검진 때마다 초음파검사 등을 했습니다. 검사 결과는 B형간염 보유자로서 거친 간 소견에 e항원음성이고, 간 수치는 정상이라고 해서 일상생활을 무리 없이 했습니다. 회사 업무로 접대 술도 많이 마셨고, 2012년 은퇴 후에도 종종 술을 즐겨 마시며 지냈습니다. 동네 내과에서 6개월에 한 번씩 간기능검사를 꼬박꼬박 받긴 했지만, 이상 없다는 말만 믿고 별다른 생활의 제약 없이 그렇게 지내왔습니다.

그 시절에는 정말 몰랐습니다. B형간염이 얼마나 위험한 간암 유발인자인지를! 저는 간암 판정을 받은 후에야 비로소 본격적으로 간암 공부를 시작하게 되었고, 간암과 관련해 여러 사례를 읽어보게 되었습니다.

그래서 B형간염 바이러스가 강력한 암 유발제임을 알게 되었고,

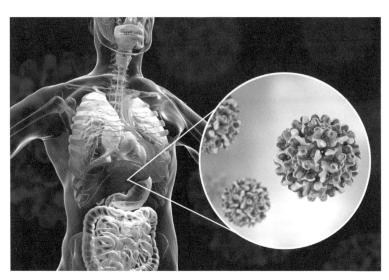

—— B형간염 바이러스 3D 일러스트레이션. B형간염은 간경변과 간암을 유발한다.

항바이러스제 복용이 얼마나 중요한지를 알아가면서, 많은 환우가 간염에 대한 상식이 너무 없어 우왕좌왕하며 치료 방향을 잘못 잡거나, 항바이러스제 복용 시점을 놓치는 모습이 매우 안타깝게 느껴지기 시작했습니다. 그래서 그동안 공부했던 것을 바탕으로 영상검사 판독지를 설명해주고 댓글을 달기도 했습니다.

그리고 한 걸음 더 나아가 저와 같은 환우와 보호자께 조금이나마 도움을 드리기 위해 근 3년 반 동안 경험한 것, 느낀 것 그리고 이런 경우 어떻게 하는 게 좋은가 하는 사례를 모아 책으로 펴내게 되었습니다. 의사도 아니고, 의학 관련 전공자도 아닌 제가 공부하면서 정리한 자료이다 보니, 조금 부족한 내용이 있을 수 있습니다. 너그러이 이해하면서 읽고 조금이나마 도움을 받으시기 바랍니다.

먼저 우리 가족 이야기를 들려드리겠습니다.

6남매 중 5명이 수직감염에 의한 간염이었고, 저보다 스무 살 이상 많은 두 형님은 50대에 간경변으로 타계하셨습니다. 안타깝게도 어머니와 형님들이 B형간염으로 시작된 간경변 때문에 돌아가신 겁니다. 30년도 넘었으니까 지금 같으면 안 돌아가셨을지도 모릅니다.

죽마고우에게도 집안의 병력을 잘 애기하지 않았는데, 여기서 가족력까지 굳이 언급하는 이유는, 간염환자 대다수가 부모로부터 수직으로 감염되기 때문입니다.

사실 친구 중에 의사도 많이 있는데, 간경변 판정 이후 선뜻 그들에게 가지 않은 것도 별로 알리고 싶지 않아서였습니다. 대다수 사람이 제가 "B형간염 바이러스 보유자입니다"라고 말하면, 그 순간부터 저를 쳐다보는 시선이 달라집니다. 우리 주변에는 여전히 B형 간염에 대한 오해가 도사리고 있습니다. 돌림병이 아닌데도, 사람들의 잘못된 인식으로 인해, B형간염 보유자는 항상 숨기면서 사회생활을 하고 있습니다. 제가 대기업에서 임원으로 근무할 때는 다른 병원에 가서 미리 간기능을 확인하고 나서야 회사에서 건강검진을 받을 정도였습니다.

한 예로 초기 간경변 진단을 받고 금주할 때 이야기입니다. 어느 날, 의사 선배와 같이 친구들을 만나서 한잔하게 되었습니다. 제가 술을 사양하니까 한 친구가 자꾸 이유를 캐물었습니다. 제가 말을 하지 않자 분위기가 어색해졌고, 선배가 어쩔 수 없이 대신 간질환 얘기를 꺼냈습니다. 그 친구는 놀라면서 "애들은 괜찮나?", "와이프도 괜찮냐?" 하면서 저를 무슨 무서운 전염병 환자 취급하는 것이었습니다. 섭섭한 마음에 '이런 자리에 괜히 나왔구나!'라는 생각까지 들었습니다.

돌이켜보면 회사에서 건강검진을 하던 당시에도 간염에 관해 공부하긴 했습니다. 언제인지 정확히 기억은 안 나지만, e항원이 음성이라 전염성이 없다는 얘기를 듣고, '이제 한시름 놓겠구나'라는 생각을 하기도 했습니다. 그 뒤로도 간수치는 빼놓지 않고 주기적으로 체크했습니다. 은퇴 후에도 동네 병원에서 간기능을 검사했고, 의사도 이상이 없다고 했습니다.

첫 번째 실수는 여기에 있었습니다. 제가 무지했던 겁니다. '동네 내과에 가서 간기능검사만 꾸준히 하면 되겠지!'라고 생각한 게 잘못이었습니다. 종합병원 의사도 자기 전문 분야가 있듯이 동네 내과 의사도 주 전공이 있었던 겁니다. 어느 의사는 혈압, 어느 의사는 위, 이런 식으로 말입니다. 간이 걱정이라면 간 전문 내과를 찾았어야 했는데 그걸 몰랐던 겁니다.

제가 다닌 동네 병원 의사가 간에 대해 조금만 더 잘 알았더라면, 제가 e항원음성에서 변종 바이러스 재활성화기(e항원음성면역활동기)가 된 것을 알아낼 수 있었을 겁니다. 이 쓰디쓴 오판이 준 교훈은 바로 '우리 환우는 간에 대한 전문지식을 가진 의사를 선택하고 만나야 한다는 것'이었습니다.

이건 정말 중요한 일입니다. 모두 그런 것은 아니지만 동네 병원에서는 DNA 검사를 의사가 먼저 권하지 않습니다. 비용과는 상관없이 그저 무관심해서 그렇습니다. 당시 DNA 검사만 했어도, 그래서 재활성화된 것만 미리 알았더라도 제가 간경변을 거쳐 간암까지 가는 일은 없었을 겁니다.

저는 제 몸을 지키지 못했지만, 이 글을 통해서 많은 환우가 간염

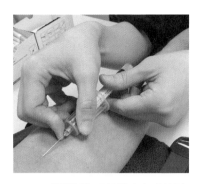
—— 혈액검사는 모든 검사의 기본이다.
(국립암센터)

에 대해서 제대로 공부하고, 제때 항바이러스제를 복용하시기를 바랍니다.

다시, 간경변 판정을 받았던 당시로 얘기를 돌려보겠습니다. 2014년 12월, 아내가 대장내시경을 해야 한다고 하도 야단해서, 아내의 친구 남편이 진료하는 임승빈내과에 갔습니다. 평소에도 부부가 식사나 술 몇 잔은 하던 사이고, 감사하게도 우리 집 주치의처럼 예방주사나 상비약 등을 챙겨주시던 분이었습니다(제가 B형간염 바이러스 보유자라는 걸 그때까지는 말하지 못했습니다).

그런데 임 원장이 병원 온 김에 위내시경도 하고, 초음파도 찍어보자고 해서 할 수 없이 침대에 누웠습니다. 초음파 기구에 젤을 바르고 몇 번 왔다 갔다 하더니 대뜸 물었습니다.

"민 부사장, 간 초음파검사한 지 얼마나 되었지?"

나는 거친 간 소견이 있어서(B형간염 보유자는 대부분 그렇습니다) 당연히 그 얘길 하는 줄 알았습니다.

"5년 되었지요. 왜요?"

"아니, 이 지경이 되도록 뭐 했어? 이미 간경변 초기야. 결절도 두 개 보인다고!"

임 원장은 당장 CT(컴퓨터단층촬영)를 찍어서 확인해야 한다고 했습니다.

얼마나 크냐고 물었더니, 하나는 1.7cm나 된다고….

갑자기 눈앞이 캄캄해져서 "간암인가요?"라고 물었더니,

간암은 아니고 단순 결절 같다고 하는 겁니다. 그래도 CT는 꼭 찍어서 확인하라고 말하는 것이었습니다.

"이제 술은 절대 마시지 마!"

돌아서서 나오는데 이 말이 날아와 뒤통수를 세게 쳤습니다.

─────── **간경변 초기 그리고 비리어드 복용 시기**

세브란스병원에 근무하는 선배를 찾아 CT를 찍었습니다. 예상대로 간경변 초기였습니다. 선배는 비리어드라는 약을 처방해 주면서 정기적으로 검진을 받으라 권했습니다. 이때부터 저의 투병이 시작된 겁니다. 첫걸음이 금주였습니다. 저는 단호하게 냉장고에 있는 소주를 전부 꺼내서 매형에게 가져다줬습니다.

저는 매일 복용하는 비리어드라는 파란색 약이 어떤 효능이 있는지 궁금했습니다. 이리저리 자료를 찾아보니 현존하는 항바이러스제 중에서 최고의 약으로 평가받고 있었습니다.

그런데 비리어드를 복용하자 몇 가지 부작용이 나타났습니다. 변비 증상이 심해졌고, 앉았다 일어날 때 어지러움을 느꼈습니다. 어지럼증이 심하게 나타날 때도 있어서 신체 다른 곳에 문제가 있나

검사도 했지만, 이상이 없었습니다. 의사에게 물어보니까 변비는 물을 많이 마시면 좋아질 것이고, 어지럼증은 경과를 좀 더 지켜보자는 대답이 돌아왔습니다.

혹여 나와 같은 증상이 있나 싶어서 비리어드 부작용에 대해 자료를 찾아봤지만, 그런 사례는 찾을 수 없었습니다. 다행스럽게도 시간이 지나면서 점점 좋아지더니 3개월 후에는 거의 증상을 느낄 수 없게 되었습니다. 아마도 제가 너무 예민해서 그랬나 봅니다.

'우리간사랑카페'에서 비리어드 복용 초기에 나타나는 여러 증상에 대한 문의 글을 보곤 하는데, 그때마다 2~3개월 지나면 없어질 거라는 댓글을 달아줍니다.

비리어드를 먹기 시작하면서 수시로 간수치를 체크했습니다. 매번 병원에 가기도 그렇고, 의사 선배가 자기를 못 믿는다고 생각할까 걱정도 되어 보건소에 가서 매달 AST(간세포, 적혈구, 골격근 등에 존재하는 효소), ALT(간세포 안에 있는 효소) 검사를 따로 했습니다. 그 기간의 검사 결과는 이렇습니다.

14년 12월 26일		44		37		934,000 IU/mL	
15년 2월 13일	A S T	58	A L T	57	D N A	2,440 IU/mL	비리어드 복용 2개월 차
15년 3월 17일		83		85			
15년 5월 12일		70		72		189 IU/mL	
15년 10월 30일		44		46		23 IU/mL	비리어드 복용 10개월 차

검사 결과를 보면 처음 항바이러스제를 복용했을 때, DNA 수치는 바로 떨어지는 데 비해 간수치는 오히려 올라갔다가 서서히 떨어지는 것을 알 수 있습니다. 그 이유가 궁금해서 자료를 찾아보다가 먹는 항바이러스제는 B형간염 바이러스의 증식을 억제하는 역할을 하면서, 더불어 몸 안의 T-면역세포 기능을 활성화하는 작용도 한다는 것을 알게 되었습니다. 그로 인해 감염된 간세포를 제거하는 작용이 활발하게 일어나므로 초기에는 간수치가 오히려 올라갈 수도 있다는 겁니다.

비리어드 복용 8개월 정도 지나자, DNA 수치는 기준 이하로, 간수치도 거의 정상으로 돌아왔습니다. 이에 고무된 저는 모임에 나가면, 가볍게 맥주 한 잔 정도는 마시게 되었습니다. 돌이켜보면 주 1회 정도 술을 입에 댄 겁니다.

2015년 7월, 임승빈내과에 갔습니다. 초음파검사를 해보니, 이전과 같다는 결과가 나왔습니다. 임 원장은 비리어드는 잘 복용하고 있는지, 세브란스병원에서의 검사 결과는 어떻게 나왔는지 물었습니다. 저는 수치가 기준치 이내로 나왔다고 자랑스럽게 대답했습니다. 병원 문을 나서는 저에게 임 원장은 재차 물었습니다.

"금주하고 있지요?"

"네."

자신감이 생겨서 그런지 거짓말도 술술 나왔습니다.

————— 암과의 첫 대면

　　2015년 8월 17일, 세브란스병원에 정기진료를 받으러 갔습니다. 이날도 의사 선배는 평소와 다름없이 간단한 문진 후에 처방을 내렸습니다.

　"형, CT라도 한번 찍어봐야 하지 않겠어요?"

　선배는 차트를 다시 한번 보고는

　"수치가 점점 좋아지고 있어. 안 찍어도 괜찮아!"라고 했습니다.

　처방전 받고 나가려는데 "잠깐!" 하더니

　"다음 진료 때 초음파를 해보자"면서 추가 오더를 내렸습니다.

　은퇴 후 틈틈이 취미로 하던 그림 개인전 때문에 너무 바빠 원래 예약한 날보다 일주일 뒤인 11월 7일에 세브란스병원으로 초음파검사를 하러 갔습니다.

　'마지막 검사한 지 4개월도 안 됐는데 별일이야 있겠어?'

　하는 가벼운 마음으로 진료를 받았는데, 영상의학과 교수가 고개를 갸우뚱하면서

　"결과는 다음 주 월요일 문 원장님께 들으세요"라고 했습니다.

　순간, 그의 표정에서 불길한 낌새를 직감했습니다.

　"그냥 말씀해주세요."

　잠시 머뭇거리던 의사는 모니터를 보여주면서 설명했습니다.

　왼쪽 간엽 S3에 2cm의 결절이 있는데, 암 같지만, 다행히 가장자리에 위치해서 절제수술하기는 좋겠다는 말이었습니다.

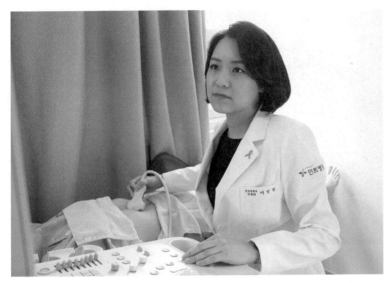

——— 초음파로 간의 상태를 확인하는 의사(민트병원)

갑자기 눈앞이 캄캄해지면서 머리가 멍해졌습니다. 마침 토요일이라 의사 선배가 출근하지 않은 탓에 집으로 전화했습니다. 당직의사에게 얘기해놓을 테니, CT를 찍고 가라고 해서 그 말을 따랐습니다. 그래도 마음이 놓이질 않아 임승빈내과로 달려가서 다시 초음파검사를 했습니다. 그래도 결과는 바뀌지 않았습니다. 4개월 전까지만 해도 초음파에 잡히지 않았던 새로운 병변이 생긴 겁니다.

임 원장은 애써 나를 위로하려는지 간암은 주변에 달무리 현상이 보이는데, 내 것은 그런 흔적 없이 깨끗하고 표면에 자리 잡고 있으니, 미량의 출혈로 인해 생긴 상처 딱지일 수도 있다고 했습니다. 그러나 초음파 갖고는 확진이 어려우니 만일을 위해서라도 MRI를 찍어보라고 했습니다.

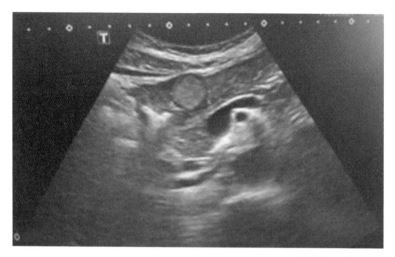

—— 당시 찍은 초음파 사진

집으로 돌아가는데 별생각이 다 들었습니다. 도착해보니 마침 큰
아들도 와 있었습니다. 아내가 "잘 다녀왔어?"라고 묻는데, 뭐라고
대답할지 몰라 망설이다가 있는 사실대로 말했습니다.

"간암이래!"

그때의 아내와 아들의 놀란 표정은 지금도 잊을 수 없습니다.

점심을 준비하던 아내는 애써 마음을 추스르더니 식탁에 음식을
차렸습니다.

"그래도, 먹어야 해."

그 마음이 고마워 몇 숟갈 떴지만, 무슨 맛인지 도무지 느껴지지
않았습니다. 마치 모래알을 씹는 것 같았습니다.

마음 졸이며 정신없이 주말을 보내자 월요일이 찾아왔습니다.

아침에 의사 선배에게서 전화가 왔습니다. 그쪽 영상과 과장과 미팅했는데, 간암이 맞는 것 같다는 얘기였습니다. 어느 정도 예상했지만, 막상 결과를 통보받으니 갑자기 온몸에서 힘이 쑥 빠졌습니다. 선배는 간암이 발견된 부위가 절제하기에 좋은 위치라며 수술을 권했습니다. 당장 아무 생각도 떠오르지 않았기에 나도 좀 알아보겠다고 대답하고 일단 전화를 끊었습니다.

마음이 진정된 후에 방사선과 의사인 동창에게 전화를 걸어 자초지종을 얘기했습니다. 의사 세 분 정도는 만나보고 마음이 가는 선생께 수술을 받으라는 충고를 해주었습니다. 전화를 끊고 컴퓨터 앞에 앉아 인터넷을 검색하기 시작했습니다.

간경변이란 것을 알고부터 관리를 잘 해왔고, 가족력을 보아도 간암으로는 발전하지 않을 줄 알았기에 간경변까지만 자료를 찾고 공부했습니다. 어쩌면 자신했다기보다는 간암은 상상하고 싶지 않았기 때문일지도 모르겠습니다.

간암이란 진단을 받고, 가장 먼저 검색한 키워드는 '간암 생존율'이었습니다. 여기저기 나와 있는 기사의 수치는 참담했습니다. 외과적 수술 후, 5년 생존율이 70%도 안 되고, 초기 간암 재발률은 50%가 넘는 등 불길한 숫자로 가득했습니다.

인터넷 카페도 가입하고 무수히 많은 자료를 찾아보면서 제가 내린 결론은 이식밖에 방법이 없다는 것이었습니다.

그 와중에도 11월 12일부터 일주일간 열린 개인 미술전을 진행했지만, 어떻게 치렀는지 기억이 잘 나지 않습니다. 개인전이 끝나자마자, 친구들 조언에 따라 먼저 서울대병원으로 선택진료 예약을 했습니다.

—————— 수술 전 진료

서울대병원 진료실에 들어갔습니다. 첫 진료였기에 세브란스에서 받은 CT 영상을 준비해 갔습니다.

"표면에 있어서 고주파는 안 되고 절제수술을 해야겠네요! 수술 날짜 정합시다."

"수술하면 재발률이 얼마나 됩니까?"라고 물으니

전문의는 옆에 있던 젊은 레지던트에게 "얘기해 봐!"라고 지시했습니다.

레지던트가 교과서 읽듯이

"1년 재발률은 30%이고, 5년 재발률은 55%입니다"

라고 대답하자, 의사가 저를 돌아보며

"들으셨죠? 다른 질문 있어요?"라며 재촉하듯 물었습니다.

이식도 생각하고 있다 하니 돌아오는 응대가 서늘했습니다.

"이식? 그래요? 이때 이식하는 환자분도 있긴 있어요. 결정해서 다시 오세요."

이것이 내 첫 진료 질의응답 내용 전부입니다. 첫 진료에 걸린 시간은 정확히 '2분'.

나중에 안 사실이지만 서울대병원의 그 의사분만 그런 것이 아니었습니다.

대다수 의사의 진료가 그런 식이었습니다.

'이게 말로만 듣던 3분진료구나!'

우리나라 현재의 의료체계로는 어쩔 수 없다고 합니다.

서울대병원 진료는 3분에도 미치지 못하는 2분 정도에 끝났습니다. 내가 이식도 생각하고 있다고 했을 때, 의사의 속뜻은 '그 정도 초기에 무슨 이식을 하냐? 아직 간이식까지 할 단계는 아닌 것 같다'였습니다. 그걸 알면서도 착잡한 마음이 드는 걸 보니 낙담에 빠진 환자에게 더 필요한 건 따뜻한 위로의 말 한마디인가 봅니다.

어수선한 마음으로 집으로 돌아가니, 아내가 걱정 가득한 얼굴로 결과를 물었습니다.

"3분진료가 어떤 건지 실감하고 왔지."

"여보, 걱정하지 마. 내 간 줄게!"

아내도 인터넷에서 이것저것 검색해본 모양이었습니다. 그 말에, 저는 아내를 와락 껴안고 처음으로 소리 내어 울었습니다. 아내가 내 등을 토닥이며, 참지 말고 실컷 울라고 했습니다.

———— 병원 선택

서울대병원을 먼저 찾긴 했지만, 마음은 진작 아산병원에 가 있었습니다. 아산은 간 수술과 이식 분야에서 국내 부동의 1위를 차지하고 있었고(간이식까지 고려하고 있었기에), 친분이 있는 의사가 여럿 있는 곳이기도 했습니다.

암이라는 선고를 받는 순간, 사람은 생의 끝자락에 내몰리게 됩니다. 그럴 때는 유능한 의사를 만나길 간절히 바랄 수밖에 없습니다. 목숨이 달린 만큼 병원 선택에서도 신중해질 수밖에 없었습니다.

아산병원에 도착해 심장내과 전문의인 박종훈 교수(15년간 부부 동반으로 만나온 오랜 지인)를 만나러 11층 연구실로 찾아갔습니다. 박 교수는 내 손을 잡고 눈물까지 흘리며 기도를 했습니다. 그 순간 나 역시 참았던 눈물이 쏟아져 나왔습니다. 다 큰 성인 남자 둘이 부둥켜안고 펑펑 우는 모습이 남들에게 어떻게 보일런지 모르겠지만, 그 순간만큼은 누구의 남편, 누군가의 아버지가 아닌 오로지 인간 민경윤으로서 끓어오르는 감정을 솔직히 드러냈기에 후련한 마음이 들기까지 했습니다.

그렇게 눈물 섞인 기도를 마친 후, 녹차를 마시면서 마음을 진정시키고 있을 때, 박 교수가 믿음직스럽게 말했습니다.

"민 부사장! 모든 일은 순리대로 하는 것이 옳아요. 일단 절제가 가능하니 수술이 먼저입니다."

갑자기 머리가 복잡해졌습니다. 아내와 상의도 끝났고, 가족력도 있었기에 내심 이식을 염두에 두고 있었는데, 처음부터 간이식은 아직 생각하지 말라는 얘기를 들으니 적이 혼란스러웠습니다.

박 교수는 제 마음을 이해한다는 표정으로 그동안의 경과를 세세히 일러주었습니다. 그도 처음에는 이식까지 고려해 이승규 교수를 추천하려고 했는데, 세브란스에서 찍은 CT 영상을 검토한 내과 이영상 교수가 병변이 작고 모양도 깨끗해서 절제수술을 해도 예후가 좋으리라 말하는 것을 듣고, 절제술 경험이 풍부한 이영주 교수를 추천하기로 마음을 바꾸었다고 했습니다.

이영주 교수 앞으로 예약을 한 후, 집으로 돌아오는데, 오만 가지 생각이 이때다 하고선 꼬리에 꼬리를 물고 등장했습니다.

'절제수술했다가 재발하면 어쩌지? 또 수술해야 하나?'

'아무래도 간이식을 하는 게 확실하지 않을까?'

앞으로 다가올 일들이 쓰나미처럼 몰려와 머리를 복잡하게 만들었습니다. 한창 진행 중인 미술 개인전 준비 마무리를 하러 갤러리도 가야 했는데 도저히 움직일 수가 없었습니다. 숨쉬기가 버겁고 방향 감각을 잃어 앞으로 나아갈 수 없었습니다. 간신히 정신을 차리고 숨을 돌리고 있는데, 때마침 미국에서 공부하는 둘째 아들에게서 전화가 왔습니다.

"아들, 아빠가 좀 아프다. 간암이란다. 멀리서 걱정할까 봐 너한테 말 안 하려고 했는데, 수술해야 할 것 같아서 얘기한다. 어쩌면 엄마

간을 이식받게 될 수도 있어."

그 말을 들은 둘째가 1초의 망설임도 없이 나섰습니다.

"엄마랑 맞아? 조건이 맞는대? 안 맞으면 내가 할게! 내가 간 줄게!"

또 울컥했습니다. 눈물이 앞을 가리니 말도 제대로 나오지 않았습니다.

글을 쓰는 지금, 이 순간에도 눈물이 납니다. 돌이켜보면 그 당시 적어도 간 두 개는 확보했기에 암에 걸렸지만, 복 받은 사람이었습니다. 아무래도 오래 살 팔자인가 봅니다, 하하하!

박 교수의 조언을 듣고 나서도 마음속에 짙게 깔린 불안감은 가시지 않았습니다.

'절제수술하고 매번 검사하며 불안에 떠느니, 차라리 간을 이식받는 게 낫지 않을까?'

그래서 이번엔 서울대 설사랑회 총무를 찾아갔습니다. 그에게 궁금한 것들을 묻고, 여러 조언을 들으면서 확실히 이식 쪽으로 마음이 기울었습니다.

박 교수에게 전화해 간이식 얘기를 꺼내니, 11월 16일에 이영주 교수에게 진료를 받은 후, 자기 방에 들르라고 했습니다.

진료일이 되어 이영주 교수를 만나러 갔습니다.

"어떤 분은 암이라고 하고 어떤 분은 아니라고 말씀하시는데, 뭐가 맞는지 모르겠습니다. 교수님께서 자세히 봐주세요."

세브란스에서 찍은 CT 영상을 이리저리 보던 이 교수는 "내일 MRI 찍고, 금요일에 다시 얘기합시다"라며 진료를 마쳤습니다. 채 1분도 안 된 시간이었습니다. 너무도 짧은 진료 시간에 실망해서 나가려는데, 느닷없이 물었습니다.

"박 교수하고 어떤 사이예요?"

"네, 아주 잘 아는 사이입니다."

"아! 그러세요."

컴퓨터 차트에 '박 교수 지인'이라고 적는 것이 보였습니다.

다음에 박 교수 방으로 갔습니다. 수술검사 날짜 잡았냐고 하길래 MRI(자기공명영상) 찍고 다시 얘기하기로 했다고 하니까, 마주 앉은 내 손을 꼭 잡더니 또 기도를 했습니다.

기도가 끝나자, 박 교수는 본격적인 설득에 들어갔습니다. 절제수술은 이 교수가 꼼꼼하게 잘한다며, 생사는 하나님의 뜻에 달린 것이고, 그게 자연의 순리라고 했습니다. 그 상황에서 나는 이식하기로 했다는 말을 꺼낼 수가 없었습니다.

기도 두 번에 제대로 말도 못 하고, 절제수술로 결정 나 버린 것이었습니다.

지금 와서 생각하면, 이식하지 않은 것이 옳은 결정이었습니다. 남의 장기를 받지 않고 내 장기로 건강하게 살 수만 있다면 그보다 좋은 일이 어디 있겠습니까. 생체이식의 미안함과 안쓰러움을 어찌

감당했을지 생각해보면 지금은 날아갈 듯 홀가분한 상태입니다.

　다음 검사 날까지 나흘의 여유가 있었습니다. 짧다면 짧은 시간이었지만 하루하루는 정말이지 입안의 침이 바짝바짝 타들어 가는 것이었습니다. 뭘 먹어도 무슨 맛인지 도저히 알 수 없었습니다.

　11월 20일의 해가 떠올랐습니다. 이영주 교수의 진단은 단호했습니다.

　"MRI 봤는데 확실하네요. 표면에 있어서 고주파는 안 되고 수술해야겠네요. 이번 주말부터 5일 정도 입원하면서 검사부터 합시다."

　명성답게 속전속결이었습니다.

　입원 전 기분 진환 삼아 취소했던 주말 동창 모임에 참여하기로 했습니다. 광주에서 모이는 고교 동창 부부 골프 회동이었는데, 그중 두 친구는 부산과 군신에서 개업한 의사였습니다. 골프를 치면서 친구들에게 자초지종을 설명했더니 의사 친구 하나가

　"야! 초기에 발견해서 괜찮아. 넌 복 받은 놈이다"

　라며 격려해주었습니다.

─────── **입원과 검사**

　　검사를 받기 위해서 일요일에 아산병원으로 갔습니다. 입원 수속을 하는데 병실부터 문제였습니다. 상대적으로 저렴한 다인실은 빈 곳이 없었고, 1인실만이 남아 있었습니다. 1인실의 병실료

40

는 입이 딱 벌어질 수준이었습니다.

'480,000원/일'

'와! 세 평 방을 이렇게 많이 받나?'

아까운 마음이 들었지만 달리 선택권이 없었습니다. 다인실이 비면 바꿔준다는 기약 없는 약속을 받고 사인해야만 했습니다.

'이제부터는 시간과의 싸움이다. 속전속결이 답이야. 빨리 입원해서 검사받고, 수술하면 되는 거야. 다른 건 생각하지 말자!'

병실에 들어가니 만감이 교차했습니다. 병상을 보면서 간성혼수, 식도정맥류로 고생하시던 두 형님의 모습이 떠올랐습니다. 그 당시는 제가 아직 어렸기에 힘겨워하는 형님들의 모습이 트라우마로 남았나 봅니다. 그 후로는 병문안 가는 것조차 꺼리게 되었습니다. 심지어 장모님께서 심장수술 받았을 때도 아내에게 양해를 구하고 병원은 가지 않았을 정도니까요.

그렇게 피해 다녔던 병원에, 그것도 환자로 들어와 있으니, 마치 감옥에 갇힌 죄수가 된 기분이었습니다. 환자복으로 갈아입고 간호사들의 지시 사항을 듣는 것까지, 제가 느낀 착잡함은 뭐라 표현하기 어려울 지경이었습니다.

본격적인 검사가 시작되었습니다. 흉부 X-레이, 심전도, 뼈 스캔, PET-CT, 위내시경, 폐 CT, 기생충 검사, ICG-R15 TEST, 폐활량, 각종 채혈검사 등이 끝없이 이어졌습니다. 그중에서도 ICG-R15 TEST는 생소한 검사여서 미리 공부해두었습니다. 이 검사는 수술 전 간기능을 측정하는 것으로, ICG Indocyanine Green(간기능검사에 쓰이는 형광 색소)는 간에 의해 선택적으로 흡수되고 담즙으로 배출되기에 간의 경변이나 절제 가능 범위를 측정하는 데 유용합니다.

수간호사가 ICG를 정맥에 투여한 후, 5, 10, 15분, 5분 간격으로 채혈해서 혈장내 색소 소실율과 정체율을 체크했습니다. 간기능이 어떤 상태인지 궁금했기에 다음 날 아침, 담당 간호사를 찾아가서 간수치를 물었습니다.

간호사는 의외라는 표정으로 눈을 동그랗게 뜨고, "무슨 검사인지 아세요?"라고 물었습니다. 저는 조금 아니까 수치만 알려달라고 했습니다.

"어? 약간 오버했네!"

수치를 확인한 제 입에서는 안도의 말이 튀어나왔습니다. 간호사가 제 얼굴을 빤히 쳐다보았습니다. 뭘 알고나 하는 소리인지 하는 눈치였습니다.

검사 결과는 간기능 수치가 정상치를 약간 상회한 정도니 수술 후 관리만 잘하면 된다는 의미였습니다.

참고로 ICG-R15 TEST 검사 수치의 기준은 다음과 같습니다.

15% 이하	반측 간 절제수술 가능
15~30% 이하	구역 절제수술 가능
30% 이상	분절 절제수술 이하 가능
40% 이상	수술 불가

검사는 당초 예상보다 빨리 끝났습니다. 저는 결과지를 복사해서 분석에 들어갔습니다. 여태까지 쌓은 지식을 바탕으로 검사 결과를 읽어보니 전이도 없고, 식도정맥에 이상도 없었습니다. 특히 폐활량은 의사도 놀랄 정도로 좋았습니다. 아마도 취미로 불던 색소폰이 큰 도움이 되었나 봅니다. 그 외의 다른 검사에서도 이상 소견은 발견되지 않았습니다.

검사 후, 2인실로 옮기게 되었습니다. 병실을 같이 쓰게 된 분은 수술 후 회복실에서 올라왔다 했습니다. 마취가 깨고 통증이 몰려오는지 몹시 고통스러워했습니다. 옆에서 앓는 소리를 듣고 있으려니 마음이 착잡해 조용히 병실을 빠져나와 휴게실로 갔습니다. 휴게실에는 온갖 자칭 전문의가 모여 있었습니다. 간암 박사, 위암 박사, 대장암 박사…. 박사님들이 쏟아내는 이런저런 얘기를 듣다 보니 대개가 건강검진 받다가 우연히 병변을 발견한 분이었습니다. 내성적인 성격이어서 스트레스를 제대로 풀지 못했다는 공통점이 보이기도 했습니다. 저와 같은 병실을 쓰던 목사님만 해도 남의 하소연에 귀 기울이다 보니 정작 자신의 스트레스는 해소하지 못한 경우였습니다. 그래서 암이 생기고 수술까지 했지만, 고통은 오로지 본인의 몫이었습니다.

이런저런 이야기를 하다가 목사님의 부탁으로 절제한 간 조직검사 결과지를 해석해주면서 여태까지의 검사치까지 살펴보았습니다. 검사치를 보니 2015년 8월부터 수치가 올랐습니다. 8월에 무슨 일 있었냐고 물었더니 깜짝 놀라서 어떻게 아시냐고 되물었습니다. 얘기를 들어보니 그때 해외 선교를 나가서 무리하셨던 모양입니다. 옆에 계시던 사모님이 대단하다고 추켜세워주셔서 간 박사라도 된 양 어깨가 으쓱했습니다.

목사님이 복강경으로 수술을 받았다는 얘기를 듣고 저도 그걸로 하면 좋겠다는 생각이 들었습니다. 저는 박 교수를 찾아가 복강경 수술을 받고 싶다고, 이 교수에게 얘기해달라고 부탁했습니다. 말이 끝나기 무섭게 박 교수는 "비키니 입으려고?" 하면서 껄껄 웃었습니다. 열고 보면서 수술해야 암세포를 깨끗이 제거할 수 있다고 조언했습니다. 저는 그래도 포기하지 않고 수간호사에게 슬쩍 물어보았습니다.

"복강경으로 수술해 달라 할까요?"

"이 교수님은 절대 복강경 수술은 안 하세요."

일말의 희망이 무참히 날아가는 순간이었습니다.

────── 드디어 수술하다

　　수술 전에 필요한 여러 검사도 끝나고 나름 여유롭던 날, 회진을 오신 이 교수가 수술을 바로 하자고 했습니다. 언제가 좋겠냐고 묻길래 숙고 끝에 월요일을 골랐습니다. 외과의가 가장 수술 집중력이 뛰어날 때가 월요일이라는 얘기를 언젠가 들은 적이 있었기 때문입니다. 아내의 강의 시간과도 겹치지 않으니 좋았습니다.

"그럼 그렇게 합시다."

그렇게 월요일 아침 8시 30분으로 수술이 잡혔습니다.

　　수술 당일 7시 15분, 병원 직원이 휠체어를 끌고 왔습니다. 8시에 데리러 오기로 했는데, 예상보다 일찍 온 것이었습니다. 아직 마음의 준비가 안 되었기에 조금은 당황스러웠습니다. 정시에 왔다고 해도 차분한 상태는 아니었을 테지만 말입니다.

　　수술실로 가는 동안 여태까지 살아왔던 날들이 주마등처럼 지나갔습니다. 지금껏 살면서 내가 암환자가 되고, 대수술을 받게 될 거라고는 상상도 해본 적이 없었습니다. 수술실이 가까워질수록 심장 박동도 급격히 빨라졌습니다.

　　수술 대기실에 도착해서 기다리고 있는데, 남자 한 분이 휠체어에 실려 들어왔습니다. 제 옆에 자리했는데 잔뜩 긴장했는지 좀처럼 안정을 찾지 못하고 가엽게 떨고 있었습니다. 저도 떨리기는 마찬가지였지만, 그의 손을 꼭 잡고 말을 시켰습니다. 대화가 오가면서 조금

안정을 찾는 것 같았습니다. 덕분에 저도 한결 차분해졌습니다. 뒤늦게 대기실로 들어온 여자 한 분이 반대편에서 하염없이 눈물 흘리고 있는 모습이 보이기도 했습니다. 그 마음이 내 맘 같아 다가가 다독여주고 싶었습니다.

우리 모두 수술을 성공적으로 마치고, 이 방에서 무사히 살아서 나갈 수 있기를 간절히 기도했습니다. 수술 대기실에서 느꼈던 무수한 감정은 이제껏 살아오면서 느낀 적이 없는 순수한 것이었습니다.

드디어 수술실로 들어가야 할 시간이 되었습니다. 대기자들은 눈짓으로 서로를 격려하며 각자의 공간으로 들어갔습니다. 수술실에 들어가니 젊은 여선생 한 분과 남선생 두 분이 분주히 수술 준비를 하고 있었습니다. 절차에 따라 이름과 생년월일을 확인했습니다. 차가운 수술대에 누워 있으니 몸이 경직되었습니다. 긴장을 풀려고 여러 가지 궁금한 것을 물어보았습니다. 수술실은 어찌나 추운지! 수술이 임박하니 차츰 몸이 덜덜 떨려왔습니다. 속으로 차라리 잘 됐다고 생각했습니다. 겁을 먹어서가 아니라 실내가 추워서 떨리는 거라고 위안할 수 있으니 말입니다.

드디어 마취과 의사가 들어왔습니다. 마스크를 씌우면서 숫자를 세라고 했습니다. 넷까지 센 것 같습니다.

눈을 떠 보니 회복실에 누워 있었습니다. 간호사가 이름을 묻고는 바로 입원실로 옮겼습니다. 방에 들어서니 아내가 환한 얼굴로 기다리고 있었습니다. 나중에 들은 이야기지만 이영주 교수께서 수술 직후 직접 입원실로 보호자를 만나러 왔다고 합니다. 아내가 병원 내 성당에서 기도를 하고 있어서 못 만났지만, 뒤늦게 간호사를 통해 얘기를 듣고 아내가 이 교수를 찾아갔더니 수술이 잘 되었으니 걱정하지 말라고 하셨답니다. 보호자의 걱정을 덜어주기 위해 수술 후 피곤한 몸을 이끌고 찾아온 그 마음이 너무도 고마웠습니다.

정신이 들락날락하는 가운데도 수술 전 연습한 볼 띄우기 기구(폐협착 예방용) 불기를 열심히 했습니다. 불 때마다 꿰맨 자리가 아파서 욕이 절로 나왔습니다. 그래도 고마운 사람들에게 보답하는 길은 빨리 낫는 것밖에 없다는 생각에 악착같이 불었습니다. 공 세 개를 한 번에 올려야 성공인데, 아픈 배를 움켜쥐고 숨을 짜내도 하나 올리기도 쉽지 않았습니다. 눈물이 찔끔 날 만큼 아프기만 할 뿐 진도가 더디 나갔습니다. 8시간 대수술을 받은 환자치고는 꽤 잘하고 있다고 자신을 위로해보았지만, 작은 공 세 개를 띄우는 일이 지구를 드는 것만큼 어렵게 느껴졌습니다.

─────── 회복과 퇴원

다음 날, 회진 온 이 교수가 수술에 대한 설명을 해주셨습니다. 간 좌엽 S3만 절제하려다가 확실하게 제거하기 위해, 범위를 넓혀 S2까지 절제했다고 했습니다. 한 점의 의혹도 남기지 않는 정확한 수술법을 듣고 나니 안도의 한숨이 절로 나왔습니다. 절제한 부위가 어떤 모양일지 궁금했지만, 사진을 보여 달라는 말은 어려워서 차마 못 했습니다. 전날 주치의를 만난 아내에게 전해 들은 바로는 제 간은 여전히 중기 간경변 상태였습니다. 암 덩어리는 제거했지만, 간의 상태가 좋아진 것은 아니었습니다.

간호사가 진통제 버튼 사용법을 일러주며, 통증이 심하면 누르라 했습니다. 생각보다 그리 아프지는 않아서 자주 누르지는 않았습니다. 그게 신기했는지 간호사가 다가와 아프지 않냐고 묻기도 했습니

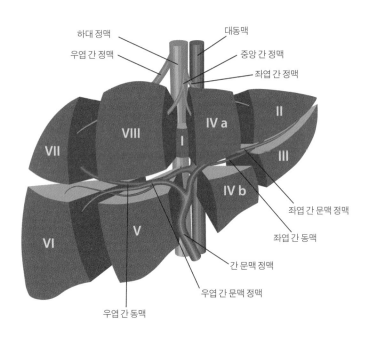

———— 간의 해부학적 분절(S)

다. 수술 후에는 걷기를 많이 해야 장이 제대로 자리 잡고, 장폐색도 피할 수 있다고 해서 수시로 복도를 왔다 갔다 했습니다. 병동을 두루 탐방하다 보면 눈에 들어오는 건 아픈 사람뿐이었습니다. 환자는 말할 것도 없고, 옆에 있는 보호자도 몸이 성치는 않아 보였습니다. 심지어 의료진까지도 아픈 사람인 듯했습니다. 병원에 오래 있으면 없던 병도 생긴다는 말이 맞는 것 같았습니다. 저는 하루빨리 퇴원하고 싶은 생각에 무리다 싶을 정도로 열심히 걸었습니다.

수술 후 이틀째, 요도에 끼운 호수를 뺐습니다. 그로 인해 동작이 자유로워져 혼자 링거병걸이대를 끌고 다니면서 걷기 운동을 할 수 있었습니다.

그날 밤, 통증 때문인지 마음이 심란해서인지, 잠이 오지 않아서 휴게실에 나가 앉았습니다. 20대 후반으로 보이는 남자가 고통스럽게 왔다 갔다 하는 모습이 눈에 띄었습니다. 옆에 앉아 계시던 분이 그 청년은 아버지에게 생체간이식을 해준 효자라고 일러주었습니다. 이제 수술한 지 이틀째 됐는데, 통증이 이루 말할 수 없이 심해, 잠 못 이루고 서성인다는 것이었습니다. 그 모습을 보고 있자니 마음 한구석이 저렸습니다. 절제수술을 하도록 밀어붙여 준 박 교수에게 새삼 고마운 마음이 들었습니다. 제 아내나 아들이 지금 저런 고통을 받으려니 생각하면 어떤 통증보다 심한 아픔을 느꼈을 것이기 때문입니다. 많은 생각이 교차하며 병실의 밤은 깊어갔습니다.

수술 후 넷째 날이 되자 몸이 어느 정도 회복되었다는 느낌이 왔습니다. 기록실에 가서 제 절제부위 조직검사지를 복사해다가 해석했습니다. 에드먼슨 등급이 II/II 등급으로, 비교적 예후가 좋은 초기 간암이었습니다. CT 판독서까지 확인해보니 수술도 잘 되고 다른 이상 소견도 없었습니다.

수술 일주일 후, 드디어 실밥을 제거하고 퇴원했습니다. 보통 간암환자가 수술에서 퇴원까지 최소 열흘은 걸리는데 저는 꽤 빨리 퇴원한 셈이었습니다. 집에 도착해서 좋아하는 갈비탕을 먹으러 갔습니다. 퇴원만 하면 뭐든 잔뜩 먹을 수 있을 것 같았는데, 막상 닥치니 얼마 먹지 못했습니다. 수술 후 체중이 7kg 이상 빠진 상태였기에 보충하려면 잘 먹어야 했는데, 식욕이 생기지 않았습니다. 아무리 회복이 빨라 퇴원까지 했어도 몸에 칼을 대는 일이 결코 작은 일이 아니었습니다.

아내가 정성껏 준비한 간에 좋다는 현미밥과 반찬들도 잘 넘어가지 않았습니다. 식욕을 돋우기 위해 평소 즐겨 찾던 설렁탕 맛집에도 가 보았지만, 반 그릇도 채 못 비우고 숟가락을 내려놨습니다. 다 같이 먹으면 식욕이 좀 돌까 해서 식구들도 음식을 함께 먹었지만, 맛이 없기는 마찬가지였습니다.

나름 간에 좋다는 음식만 먹으면서 회복에 전념했건만, 정기검진

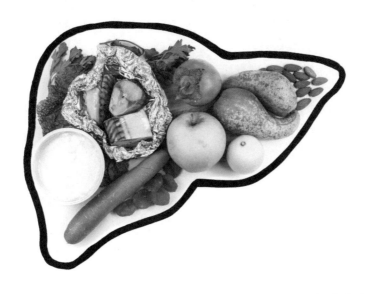

하는 날에 병원에 가서 검사해보니 백혈구, 알부민 수치가 상당히 떨어져 있었습니다. 의사가 육류도 꼭 챙겨 먹어야 체력이 생기고 몸이 회복된다고 일러주었습니다. 그 말에 따라 육류를 보강해서 식단을 조절하니 수술 부위가 아물면서 차츰 몸의 움직임도 가벼워지고, 잃었던 식욕도 조금씩 돌아오기 시작했습니다. 결국 시간이 필요한 일이었던 겁니다.

앞으로 수술하실 분이 있다면 당부드리고 싶은 말씀은 수술하고 퇴원한 직후에는 음식을 가리지 말고 먹어야 한다는 것입니다. 기초 체력이 회복되고 나서야 면역력을 키우는 단계로 나갈 수 있습니다.

퇴원하고 나서 가장 걱정되는 것이 변비였습니다. 배변을 시원하게 못 하는 것만큼 고통스러운 일도 없습니다. 변비를 막는 방법이 풍부한 섬유질 섭취이기에 아내는 매일 아침 양배추와 당근, 브로콜리, 파프리카, 사과, 견과류, 흑마늘 등으로 도시락을 싸주었습니다. 덕분에 변비 걱정은 하지 않게 되었습니다. 물론 환자마다 특성이 다르기 때문에 생채소를 과하게 섭취하는 게 몸에 좋지 않을 수도 있습니다. 녹즙이나 주스도 주의해서 마셔야 하는 사람도 있으니까요.

다행히 저는 위장이 튼튼해서 생채소가 불편하지는 않습니다. 3년이 지난 지금도 아내는 칼슘 세제로 깨끗이 씻은 각종 채소와 달지 않은 과일을 껍질째 썰어 골고루 섞어줍니다. 그런데 정작 당사자인 저는 꾀가 나기 시작해 가끔 할당된 양을 남길 때도 있습니다. 그때마다 아내에게 야단을 맞지만, 그 역시 고마울 따름입니다. 아프면 부부간의 정이 돈독해진다는 옛말이 틀리지는 않나 봅니다.

에드먼슨 등급Edmondson-Steiner Grade

간암의 조직 분화를 구분할 때, 가장 널리 쓰이는 방법으로 간암 구성 세포의 비정형성이나 다형성의 정도에 따라 I등급부터 IV등급까지 나뉘는데, 이 중 I, II 등급은 초기 등급으로 이에 해당하는 간세포암종을 고분화 간암이라고 부릅니다.

고분화 간암의 생물학적 행태는 아직 불분명하나 상대적으로 낮은 악성도를 보이며 혈관 침습이 일어나거나 다른 장기로 전이되지 않는 것으로 알려져 있습니다. 고분화 간암은 종양의 비정상적인 고립동맥(unpaired) 형성이 적고, 있다 하더라도 종양 내부에 돔 모양의 불완전한 혈관을 만들어 동맥기, 문맥기, 지연기 CT 모두에서 저음영으로 보이거나, 등-저-저 혹은 등-등-등 음영의 조영증강 패턴을 보일 수 있습니다.

반대로 대부분의 중등도 및 미분화 간암(Edmondson-Steiner III ,IV등급)은 고혈관성 병변으로 일반적인 역동적 CT에서 쉽게 발견할 수 있습니다. 등급이 올라갈수록 미분화 상태로 전이나 혈관 침범 등의 우려가 있으며, 다발성암이나 암세포의 섬유막 형성 또는 간 피막을 침범하는 경우가 많습니다. 등급이 오를수록 말기 간암입니다.

———— 간 병동에서의 자각

어머니와 형님들을 모계 수직감염으로 인한 B형간염에서 시작된 간경변으로 떠나보내고, 저 자신조차 간암에 걸리니 그동안 간에 무관심했던 자신을 반성하게 되었습니다. 그래서 병원에 입원해 있을 때부터 노트북으로 인터넷에 떠도는 간염, 간경변, 간암에 대한 정보를 하나씩 찾아 읽기 시작했습니다. 나아가 국내 자료와 비교해볼 목적으로 구글을 통해 외국 최신 자료도 찾아보았습니다.

그러면서 느낀 점은 간질환에 관한 우리나라의 통계나 자료 중에서 최신판을 찾기가 어렵다는 것입니다. 대부분이 제픽스 시절의 자료입니다. 앞서 서울대병원 외래 진료 시 레지던트가 얘기했던 간암 생존율도 2005년경에 나온 통계자료였습니다. 최근 삼성서울병원에서 발표한 통계에 따르면 초기 간암 완치율이 80%라고 합니다. 점점 간암의 완치율이 높아가고 있다는 건 감사할 일입니다.

병기에 따른 최근 성적

2011~2013년 간암 1794명 분석 5년 생존율	▷▷	O기	90%	중앙 생존기간: 5년 이상
		A기	80%	중앙 생존기간: 5년 이상
		B기	50%	중앙 생존기간: 3~5년
		C기	30%	중앙 생존기간: 1년
		D기	20%	중앙 생존기간: 0.5년

출처: 삼성서울병원

그렇다면 어째서 초기 간암 완치율이 이렇듯 높아지게 된 것일까요?

첫 번째는 의료 장비와 기술이 나날이 발전하기 때문입니다. 프리모비스트 MRI는 아주 작은 크기의 암도 발견하게 도와주고(CT로는 잘 볼 수 없었던 1cm 미만의 크기까지 추적), 경험을 쌓은 의료진은 예전에는 수술하기 까다롭다고 여겼던 부위까지 과감히 시도합니다. 양성자, 중입자 등의 새로운 치료 방법이 접목되면서 매우 까다롭다고 여겼던 간암의 치료 범위가 점점 확대된 결과입니다.

그러므로 관리만 잘하면 심각한 간질환으로 발전하는 것을 막을 수 있습니다. 여기서 특히 주의해야 할 사람은 간질환 고위험군으로 분류되는 B형간염 바이러스 보유자입니다. 이들의 간암발병률은 일반인보다 수십에서 수백 배 높기 때문에 지속적인 관리와 공부가 절대 필요합니다. 그 첫 단계로 정기검사를 절대 놓치지 말고, 적절한 시기에 항바이러스제 복용을 시작해야 합니다. 이것만 제대로 챙겨도 간질환의 진행을 낮출 수 있고, 중증 질환으로 발전한다 해도 다양한 치료로 대처해 완치율을 높일 수 있습니다.

간수치가 정상이라고 안심하지 마십시오. DNA 수치 등과 종합해서 체크해야 상태를 정확히 파악할 수 있습니다. 특히 재활성화기나 면역제거기 때는 간수치와 DNA 수치의 변동 폭이 크므로 검사주기를 짧게 해야 합니다.

e항원음성일 때 DNA 수치가 10,000 이내이고, 간수치가 40 이하면 현재 대다수 의사는 괜찮다고 하는데, 저 같은 사례도 있다는 것을 명심하고 세밀하게 관리하셔야 합니다.

근래 발표된 논문, 2018년 진료가이드라인에도 간수치가 정상이어도 간경변이 진행될 수 있으니 조직검사로 병변 유무를 파악해야 한다고 나와 있지만, 조직검사를 쉽게 할 수 있는 것도 아니고, 한다 해도 간경변이 일어나지 않은 곳을 검침하면 확진할 수가 없습니다.

최근에는 CT, MRI 등 영상 판독이 발달해 조직검사를 하지 않는 경우도 있지만, 사실 어느 정도 진행된 간경변이 아니면 영상 판독으로는 판단이 어렵습니다.

미리 간질환에 대해 공부하고 비급여로라도 항바이러스제를 처방받아 스스로 적극적인 간 관리를 하시길 바랍니다. 저처럼 뒤늦게 후회한들 이미 떠나간 기차에 손 흔드는 꼴이 되기 쉽습니다.

——— 수술을 거치면서

공부를 하면서 제가 알게 된 것이 있다면, 그건 바로 수술 후 절제부위 조직검사를 보면 어느 정도 예후를 알 수 있다는 것입니다. 조직검사 결과를 쓰는 방법이 표준화되어 있어서 대비해 보면 알 수 있습니다.

특히 에드먼슨 등급은 네 등급으로 되어 있고, I, II는 초기 등급으로 분류됩니다.

조직검사표를 보면 암의 상태, 크기, 등급, 괴사율, 전이 등이 표
준화되어 표시됩니다.

```
Specimen: Liver.
-----------------------------------------------------------------
DIAGNOSIS: 진단
Liver, ( segment 2 and 3 ), left lateral segmentectomy:
  - HEPATOCELLULAR CARCINOMA, 간세포 암종 ─세엽 ─기둥
    NODULAR WITH PERINODULAR EXTENSION TYPE, TRABECULAR TYPE,
    CLEAR CELL TYPE, EDMONDSON-STEINER GRADE II/II,
    2.2 x 2.0 x 1.7 cm, SEGMENT 3, 등급
    with 1) no necrosis. 괴사 확인
      비세관막 2) microvascular invasion: not identified. 확인
         3) no Glisson capsule invasion.
         4) no satellite nodule. 위성 결절
         5) no involvement of surgical resection margin
            ( 40 mm ).        경계      절제
  - Cirrhosis, mixed macronodular and micronodular type,
    hepatitis B virus-associated.        대비 소결절
                    비세관절

-----------------------------------------------------------------
GROSS: 개괄
1. Specimen status: Fresh
   진료1- 2. Procedure: Left lateral segmentectomy
3. Specimen: A segment of liver ( 16.2 x 11 x 4.5 cm, 278 gm )
4. Lesion:
   A nodular with perinodular extension type mass ( 2.2 x 2 x 1.7 cm )
   in segment 3
   - Cut surface: yellowish pale brown, solid, granular with
                  necrosis ( 5 % )
   - Confinement to liver parenchyma
   - Abutting on Glisson capsule
5. Resection margins: Not involved
   ( safety margin: parenchymal, 4 cm )
```

──────── **간암이 나에게 온 이유**

수술 후, 출근하면서 비리어드를 복용했는데도 왜 간암이 왔
는지 추적해 보기로 했습니다(비리어드 복용 10개월 만에 간암 발병).

먼저, 비리어드 복용 전후의 간수치 검사를 정리해서 분석해 보았습니다.

날짜	AST	ALT	r-GPT	alb 알부민	총빌리루빈	혈소판 수	DNA	AFP (P/VK)
	13~37	7~43	12~54	3.5~5.5	0.2~1.2	150~450		0.9~6.67
14.05.10	56	38	59		1.1	229		1
14.12.26	44	37	100	3.8	1.2	205	5,319,480copy	(14)
14.12.29	60	44	62	4.6	0.8	165	934,000IU	4.79 (17)
15.02.12	58	57	41	4.6	0.9	178	2,440 IU	
15.03.17	83	35	53					
15.04.14	79	85	56					
15.04.29	53	61	55		0.7			
15.05.12	70	72		4.5	0.8		189IU	

비리어드를 2014년 12월 29일부터 복용하기 시작했는데, 그 이전에는 AST는 40 전후였고, ALT는 40을 넘은 적이 없었습니다. 혈소판 수치도 거의 20만 내외였습니다(다만, r-GTP가 100까지 올라 있는 것을 보니 지방간은 있었습니다).

위 표를 보면 비리어드를 먹기 시작하면서 간수치가 5개월까지는 오히려 올라갑니다. 그러나 DNA 바이러스 수치는 서서히 떨어져서 비리어드 복용 6개월 정도가 되면 검출한계치 이하로 내려갑니다.

비리어드를 복용하시는 분들은 처음 간수치가 올라가더라도 이상이 있는 것은 아니니 안심하시고, DNA 수치가 감소하는지 확인하는 것이 중요합니다. DNA 수치가 떨어지면 소위 약발이 잘 듣는 것이라고 생각해도 좋습니다.

참고로, 처음 비리어드를 복용하면서 한 달 정도 메스꺼움, 변비, 어지러움 등의 이상 증세를 느꼈으나 시일이 지나면서 점점 괜찮아졌습니다. 두 달 후부터는 전혀 이상 증세가 없었습니다. 처음 복용하는 분이라면 한두 달 참고 지나면 이런 증세가 점점 나아지니까 걱정하지 않아도 됩니다.

비리어드 복용 시작 시기

그동안 간 정기검사 시에, 간수치가 정상치 이내이고, e항원음성으로 자연혈청전환되었으며, 내과 의사도 매번 검사 때마다 "이상 없습니다. 계속 6개월마다 검사하시면 됩니다" 하니, 저 역시 무지했기에 별다른 검사 없이 괜찮은 줄만 알았습니다. 나중에 공부하다 보니 안 것이지만, 정기검사를 하면서 가장 중요한 것, 변종바이러스가 생겼는지 확인하는 DNA 검사를 하지 않은 것이 치명적인 실수였죠. 그러는 사이, 3년이 지나면서 간경변은 소리 없이 서서히 진행되었던 것입니다.

2014년 12월 29일은 제 생명의 터닝 포인트가 되는 날입니다. 간경변 소견, 급여로 항바이러스제 비리어드를 처방받고 복용 시작, 좋아하는 술을 멀리하는 금주를 시작한 날이죠.

이 글을 읽는 간염 보유자 분들께 당부 드리고 싶은 말

간수치가 정상이라고 안심하지 말고, 간검사 시 DNA 수치 등과 종합해서 체크해야 한다고 조언하고 싶습니다. 특히 재활성화기나 면역제거기 때는 간수치와 DNA 수치의 변동 폭이 크므로 결국 검사 주기를 짧게 하는 수밖에 없습니다.

e항원 음성일 때 DNA 수치가 10,000이고 간수치가 40 이내이면 현재 대다수 의사는 괜찮다고 하는데, 저와 같은 경우도 있다는 것을 꼭 명심하고 적극적으로 관리해야 합니다.

최근 발표되는 논문, 2018년 진료가이드라인에도 간수치가 정상이어도 간경변이 진행되는 경우가 있으니 조직검사에 간경변 등이 나타나면 항바이러스제를 복용하여 치료해야 한다고 나와 있지만, 조직검사가 쉽게 할 수 있는 것도 아니고, 하필 간경변이 아닌 곳을 검침하면 간경변이 아닌 것으로 결과가 나오기도 합니다.

최근에는 CT, MRI 등 영상 판독이 발달하여 조직검사는 거의 하지 않게 되었고, 사실 어느 정도 진행된 간경변이 아니면 CT, MRI로도 잘 판단이 안 된다고 합니다.

여기에서 다시 한번 강조하고 싶은 건,

간암 발병 후,
'왜 진작 항바이러스제를 먹지 않았나?'

'왜 주치의 선생은 나에게 미리 복용을 권하지 않았나?'

후회하기보다는

미리 간염에 대해 공부해서 비급여라도 처방받아 적극적인 간 관리를 스스로 하기를 진심으로 바랍니다. 뒤늦게 후회한들 이미 버스는 지나가 버린 후입니다.

———— 간암에 관해 공부하다 보면…

어떤 사람이 이런 말을 했습니다.

"다른 사람의 경험이 나에게 꼭 들어맞는 것은 아니지만, 그래도 한 번은 검증된 것이니까 그 이야기를 잘 듣고 자기 것으로 소화해야 한다."

두고두고 새겨들어야 할 이야기입니다.

막상 암이 현실로 닥치면 눈앞이 캄캄해지고, 뒤이어 불안감과 자괴감, 허탈감 등이 밀려옵니다. 암에 걸리면 특효약이라 알려진 것은 무엇이든 사들이는 팔랑귀가 된다는 얘기를 주변이나 매체에서 들었을 때는 설마 싶었는데, 막상 제가 암환자가 되고 보니 그렇게 될 수밖에 없구나 싶어집니다.

암환자는 봉이요, 호갱입니다. 누가 시켜서 그리된 게 아니라 저절로 두 눈이 시뻘게지도록 암에 좋다는 것은 무엇이든 일단 찾게 됩니다. 저 역시 녹즙이 좋다는 말을 듣자마자 구입처를 알아냈고,

천연 추출물 메가도스가 효과가 있다고 해서 인터넷으로 사들이기도 했습니다. 그 외에도 온갖 영양제와 시시때때로 사들인 식자재가 차고 넘칩니다. 결국 녹즙을 쓰레기통에 버렸고 메가도스도 되팔아 버렸지만, 지푸라기라도 잡고 싶은 심정이기에 온갖 정보에 즉각 반응할 수밖에 없었습니다.

시중에 떠도는 정보를 거르고 알맹이만 건져내는 작업은 쉽지 않습니다. 저 역시 간질환에 관해 공부하면서 수많은 시행착오를 거쳤습니다. 그 과정에서 좋은 분들의 도움을 많이 받았습니다. 이렇게 쌓인 노하우를 여러분과 공유하는 건 환우의 의무라고 생각합니다.

간질환에 관심이 있는 분이 가장 쉽게 정보에 접근할 수 있는 방법은 인터넷입니다. 인터넷에는 간질환 환우를 위로하고 정보를 공유하며, 병을 퇴치하고자 함께 애쓰는 사람들의 공동체가 여러 곳 있습니다. 그중에서도 꼭 찾아보시길 바라는 몇 군데를 추천하겠습니다.

의용공학의 세계, 김동우 씨 블로그

정말 좋은 정보나 자료가 많아서 허락도 없이 카페의 자료를 많이 퍼 옮겼습니다. 많이 알리라는 깊은 뜻을 따른 것이니 너그러이 용서해주십시오.

간사랑동호회

다른 카페보다 자율적으로 운영되고 있습니다. 회원 간에 유기적 관계를 맺고 있어 자주 서로 도움을 주고받는 분위기입니다. 지금은 '기도하는 마음' 블로그를 운영하고 계시는 아이디 3424 님(부인의 간경변에 도움이 될까해 간경변, 간암 공부를 열심히 하신 분입니다)의 글을 정말 인상적으로 읽었습니다. 제 검사지도 한번 올렸더니 장문의 답글을 달아주셨습니다. 3424 님뿐만 아니라, 다른 많은 분의 정성 어린 답글과 서로 주고받는 위로의 글을 접하면서, 저도 덤으로 마음의 치유를 얻게 되었답니다. 동병상련이라고 하지 않습니까.

안타깝게도 지금 3424 님은 활동이 전혀 없으십니다.

다음 만성B형간염환우회

윤모 씨와 한정렬 원장께서 답변을 달아주고 계십니다. 윤모 씨는 간사랑동우회 홈페이지도 운영하고 있고, 간염 계통에서 해박한 지식으로 꽤 유명하신 분입니다. 간염, 간경변, 간암에 관해 알기 쉽게 설명해주셔서 자주 이용했답니다.

여러 카페나 블로그를 둘러보면 공통점이 있습니다. 대부분 의사와는 무관한 직업을 가진 분이 꾸려가고 있고, 본인이 맞닥뜨린 간질환에 관한 공부를 정말 열심히 하고 있다는 것입니다. 그럼 이들은 왜 이런 카페나 블로그를 만들어서 활동하고 있는 걸까요?

환자가 되어 병원에 가 보면 금세 알 수 있습니다. 병원에서 검사를 받고 나면 의사와 면담을 하게 되는데, 이때 들을 수 있는 말은 고작 몇 마디가 전부입니다.

"괜찮습니다."

"이번에는 좀 안 좋네요. 새로운 곳에 점이 보입니다."

"입원하시고 검사 후 치료받으세요."

감정이 섞이지 않은 딱딱한 어투로 얘기하는데, 세부 설명은 거의 해주지 않습니다.

물론 하루에도 수많은 환자를 상대해야 하는 의사에게 심리상담사 역할까지 바랄 수는 없습니다. 그렇다 하더라도 환자가 느끼는 불안한 마음을 헤아려 응대하는 게 그렇게 어려운 일일까요? 환자가 자기 병에 대해 궁금해하는 건 당연한 일입니다. 그래서 의사에게 세부적인 사항을 물어보면

"그런 어려운 용어 알 필요 없잖아요?"

"그거 알아서 뭐 하시렵니까? 의사 하시렵니까?"

와 같은 반응이 돌아옵니다. 어디가 안 좋은지, 그게 어떤 의미인지 알고 싶은 게 의사 되고 싶어서인가요? 너무 답답하고, 막막하니까 의사에게 조금이라도 자세한 설명을 듣고 싶은 건데, 그리 면박을 줍니다. 대부분의 환우가 주치의에게 들을 수 있는 설명이 사실상 없는 거나 마찬가지라는 게 우리의 현실입니다.

그러다 보니 기댈 곳이 없는 환우들은 인터넷을 검색하고, 여러 카페나 블로그를 전전하며 묻고, 찾고 있는 겁니다. 그러다가 상반

된 글이라도 나오면 혼란에 빠지기도 합니다. 저도 예외는 아니었습니다. 제가 전문의도 아니고, 그리 해박한 지식을 가지고 있는 것도 아니지만 그냥 지나치기엔 너무 안타깝거나, 조금만 공부하면 알수 있는 정도의 질문에 대해서는 답글을 달기도 했습니다. 그 덕분에 저도 더 공부하게 되었고요. 글을 올리거나 댓글을 달 때는 정말조심스러워서 검증된 자료나 논문을 바탕으로 쓰려고 노력합니다. 제가 모르는 것은 주변의 친분 있는 전문의에게 물어보기도 하지만, 상대가 부담스러울 수 있기에 가급적 스스로 찾아서 공부합니다. 특히 영상 판독지 해독은 전문의학용어가 많고, 가끔 스펠링도 틀려서해석이 힘듭니다. 그래도 꾸준히 연구하고 환우들과 의견을 나누다보니, 이제는 간 촬영 판독은 어느 정도 할 수 있게 되었습니다.

간질환에 대한 올바르고 신뢰할 수 있는 정보와 회원들의 자발적인 치병 경험기를 환우들과 공유하기위해 요즘 '우리간사랑카페'를 운영하고 있습니다. 환우에게 도움이 될 만한 간질환에 대한 최신 정보나 논문 자료를 카페에 올려서 앞으로도 '우리간사랑카페'를통해 환우들의 궁금증을 해소하고, 올바른 정보로 빠른 치유를 돕는길잡이가 될 수 있도록 노력하겠습니다.

황남철 박사와의 문답

━━━

비리어드만 잘 먹으면 간암 확률이 절반 이하로 줄고, DNA 수치가 검출 이하이면 간암 발병률이 1.3%, 더구나 간경변 초기라고 했는데, 왜 암이 발견되었을까? 도저히 의문이 풀리지 않아 여기저기 자료도 검색해보고, 주변의 의사 친구들에게 물어봐도 명확한 해답을 얻지 못했습니다.

아래 내용은 제가 그 당시 간사랑동우회에서 자문해주시던 황남철 박사님과 주고받은 글입니다. 황 박사님은 비록 얼굴은 못 뵈었지만, 항상 우리를 위해 명쾌한 답변을 주시던 분입니다.

나의 궁금증 ━━━━━━━━━━━━━━━━━━━━━━━━━━━

- 열심히 노력했는데 자연의 섭리를 거스를 수는 없었던 것 같아요.
- 선배가 근무하는 종합병원에 가서 간경변 판정받고 급여로 비리어드를 처방받아 10개월 복용했습니다. DNA 검출 이하로 나와서 안심하고 있다가, 그래도 초음파 한번 찍어볼까 하는 가벼운 마음으로 병원에 갔는데, S2에 2cm 정도의 병변이 나타났습니다. CT를 다시 찍었는데 간암(HCC) 소견으로 나왔습니다.
- 아산병원에서 다시 CT를 찍어 재확인했는데 동맥기, 문맥기에는 잘 안 나타나고, 지연기에는 뚜렷하게 원으로 나타나서 일요일에 MRI를 찍고 다시 얘기

하기로 했습니다.

- 간기능도 좋았고, 수치도 좋았는데, 겨우 5개월 만에 2cm짜리가 생기다니요!
  항상 예외의 상황이 있다고는 하지만 이런 경우가 있나요?

질의응답 내용 _____

민경윤 2015.11.16 21:02

위치가 S3 끝 가장자리 표면에 있어서 깔끔하게 절제가 가능하다고 합니다. MRI
검사 결과를 보니까, 2cm짜리 외에 다른 것은 없다고 합니다. 그것만으로도 위
안이 됩니다.
금요일 외과 선생님하고 상의하겠지만, 이런 경우 표면에 있어도 절제 안 하고
고주파 시술로 가능한가요?

황남철 2015.11.16 23:24

가능하다면, 절제하시는 것이 바람직합니다.
고주파 시술이나 다른 방법은 대체로 절제수술을 할 수 없을 때 선택하는 대안
같은 겁니다.

황남철 2015.11.16 23:22

간경변 판정받고 비리어드 10개월 복용했다는 것에 대해

항바이러스제로 간(세포)암 발생 위험도를 줄이려면, 복용 안 한 경우와 비교했

을 때 최소 3~5년 정도를 계속 복용해야, 그러한 효과를 기대할 수 있습니다.

즉 현재의 병변이 간(세포)암이 맞는다는 가정 아래 약 복용 이전부터 초음파나 CT 같은 검사에서는 알 수 없는 분자생물학 및 세포 조직 수준에서 암세포들이 이미 형성되었고, 서서히 덩어리를 만드는 과정 등이 있었다면, 이후에 항바이러스제를 10개월 정도 복용하는 정도로는 간암이 생기는 것을 막기는 힘들었을 겁니다. 항바이러스제로 바이러스 증식이 억제된다 한들, 간세포 안의 바이러스가 오래전부터 체내의 여러 물질과 상호작용하며 악성화 과정을 거치던 중이라면 이미 암세포가 발현하는 과정이 분자생물학적 수준에서 시작했을 테고, 그것을 멈출 방법은 현재 의학기술 수준으로 없으니까요.

그래서 항바이러스제는 가급적 간경변 진단을 받기 전 즉, 만성B형간염 상태에서 복용하는 것이 좋고요. 문제는 만성B형간염인 것을 모르고 지내시거나, 별 증상이 없다는 이유로 검사니 치료를 받지 않고 계신 분들이 부지기수라는 사실이죠. 물론 건강보험 제도의 여러 모순도 하나의 이유가 될 수 있고요.

항상 예외 상황이 있다고 하나, 이런 경우가 있냐고요?

예외 정도가 아니라, 종종 있습니다. 만성B형간염 치료를 방치한 분들이, 결국 간경변이 되어서야 병원을 찾는 경우가 꽤 있으니까요.

민경윤 2015.11.17 09:51

① 박사님 말씀 듣고 보니 이해가 갑니다. 다음 주에 수술할 것 같습니다. 주변에선 그래도 초기에 발견했고, 위치도 좋다고 위로해주지만, 항상 재발 위험을 안고 살자니 좀 걱정이 됩니다.

② 아내는 자기 것으로 생체간이식 하자고 했는데 아산병원의 의사 친구가 이 정도는 절제하고, 차후 간이식을 고려하라고 합니다. 자연의 섭리를 따라가자고 하네요. 처음엔 DNA 수치가 검출한계 이하면 간암 발생 비율이 1.6%인가 해서 그 범위에 내가 들어갔나 했어요.

③ 그럼 박사님 말씀으로는 항바이러스제를 장기간 복용할수록 간암 발병률이 떨어진다는 얘기군요. 혹시 그런 통계치는 없나요?

④ 그래서 짧은 시간 동안에 초음파, CT 판독법 관련 논문을 구글에서 찾아 공부도 많이 했어요.

병원에서는 다시 자세히 판독하고 확인한 후, MRI랑 피검사하고 최종 결론 내자고 합니다.

황남철 2015.11.17 14:11

재발 위험을 안고 살자니 걱정이 되겠죠. 수술 이후 항바이러스제를 복용하는 것으로도 재발 위험성을 감소시킬 수 있으니 약을 거르지 않고 꾸준히 복용하시면 됩니다. 선생님 정도는 절제수술하시면 됩니다. 그 수준에서 간이식을 생각하시는 것은 좀 오버하시는 겁니다. 중요한 것은 항바이러스제를 장기간 복용할수록 간암 발병률이 많이 떨어진다는 얘기입니다.

2

타인의 경험

—

——— **어싱의 효과 · 멜로즈**

2015년 11월에 원발암 2cm의 종양을 제거하기 위해 간 좌엽 25%를 절제수술했습니다. 당시 나이는 37세였고, 여자입니다.

지금부터 말씀드리려는 '어싱 요법'은 간 관련 카페에서 처음 알게 되었습니다. 간암을 극복하신 이주선 씨의 어싱 Earthing(땅과 접지한다는 의미로 주로 숲을 맨발로 걷은 운동) 체험담을 보고, 이 운동을 꼭 해봐야겠다는 생각이 들었습니다.

어싱 요법은 자연 치유의 일종으로 날씨만 허락한다면 언제든 할 수 있는 운동입니다. 저는 2016년 6월부터 시작했고, 지금도 하고 있습니다. 수술 후 헬스도 하고 수영도 했지만, 지금까지 꾸준한 건 어싱뿐입니다.

본격적인 어싱 시작 전에 파상풍 주사를 맞았습니다. 암환자이니 돌다리도 두들겨보고 가야 했습니다. 참고로 암환자가 아니어도 어싱을 하기 위해서는 파상풍 주사를 맞아야 합니다.

처음에는 자갈 같은 흙, 날카로운 돌, 벌레, 밤 가시, 유리 조각 등 땅 위에 있는 건 모두 지뢰 같았습니다. 그래서 걸어서 1시간 걸릴 거리를 2시간이 훌쩍 넘어서야 끝낼 수 있었습니다. 온 신경이 오로지 발에만 집중해 있던 탓에 발바닥에 통증이 느껴질 때마다 '굳이 이렇게까지 해야 하나?'라는 물음표가 떠올랐습니다. 그때마다 앞으로 나갈 수 있었던 건 날카로운 물체에 발을 베이는 것보다 '암 재발'이 더 무서웠기 때문입니다. 간암 재발을 막을 수만 있다면 더한 것도 할 수 있었습니다.

어싱의 효과는 여러 가지 있겠지만 그중 첫 번째로 꼽는 것은 불면증이 사라졌다는 겁니다. 수술 후유증으로 잠을 쉽게 이루지 못했기에 숙면할 방법이 있다는 것은 대단한 발견이었습니다. 특히 어싱 후 족욕을 하면 시너지 효과가 컸습니다. 족욕을 마치고 나면 낮잠을 자곤 했는데, 일어나면 몸이 개운하고, 정신이 맑았습니다.

주 3~4회 정도 어싱을 하다 보니 한겨울이 아닌 이상 맨발이 편합니다. 계절로 보면 여름에 하는 어싱은 지열로 발에 온기를 더해주기에 몸이 차가운 제게는 체온을 올리는 효과까지 있었습니다.

마지막으로 어싱이 저에게 미치는 긍정적인 영향은 자연과의 친화입니다. 처음에 맨발로 걸을 땐 주위를 둘러볼 여력이 없었습니다. 그런데 일 년쯤 지나자 발에만 집중되던 모든 신경과 시선이 숲, 하늘, 바람으로 향했습니다. 성당에 나가는 저는 맨발로 첫발을 내디딜 때 감사 기도를 합니다. 그리고 나무, 새, 하늘, 흙에게 오늘도 나와 함께 있어 줘서 고맙다는 인사를 합니다. 나무를 쓰다듬어주기도 하고, 어쩌다 청설모를 만나면 멈춰 서서 이야기를 나누기도 합니다. 단순히 걷기만 하는 것이 아니라 자연 속에서 만물과 함께 호흡하며 스스로 치유하는 운동이 어싱인 것 같습니다.

지금 저는 불안감에서 벗어나 모든 걸 내려놓고 자연스럽게, 자유롭게 치병에 임하고 있는 자신을 보고 있습니다. 이거야말로 저에게는 큰 성과입니다.

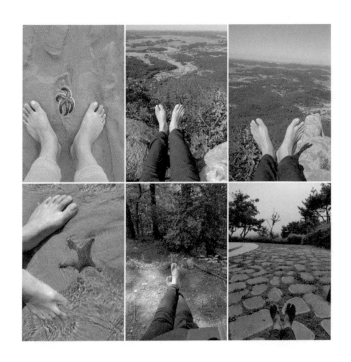

   2016년 나에게 간암이 찾아왔다.

나는 간암에 취약한 B형간염 바이러스를 갖고 있다.

B형간염 보유자!

어린 시절, 군에서 휴가 나온 사촌오빠가 엄마에게 하는 얘기를 무심코 들었다.

B형간염 있는 사람하고는 밥도 같이 안 먹는다고….

그땐, '울 엄마가 무서운 병에 걸렸나 보다!'라고 생각했다.

그러나 곧 잊어버리고 그냥 살았다.

훗날 나에게 찾아올 큰일을 모르고….

주위에서 그냥 내버려두면 간암으로 진행된다고 나에게 말해줬어야 했다.

수년 전 남편이 어디서 들었는지 나를 삼성병원에 데리고 갔다.

B형간염 치료제인 바라크루드를 처방받아서 먹기 시작했다.

간수치 정상, DNA 바이러스 검출한계치 이하이니, 동네 병원 다니라고 해서 상태가 좋아져서 그런 줄 알고 살았다.

환자는 의사를 잘 만나야 한다고 하는데…,

나는 관리를 잘 받지 못했고,

내가 너무 무식했던 것도 사실이다.

술은 마시지 않았지만 나는 늘 피곤해하면서 살았다.

다들 간이 안 좋아서 피곤한 거라고 대수롭지 않게 말해서 그런가
했다.

결국 나는 2016년에 간암환자가 되었다.

그 후로도 2번의 재발로 고주파 시술을 했고,

이번에 또 재발하여 색전술 시술을 받을 예정이다.

이번 재발로 나는 아주 슬프다.

MRI 판독 결과를 보고 진료실 밖에서 주르륵 눈물이 흘렀다.

지하주차장 차 안에서 20분간 엉엉 소리 내 울었다.

그 흐느낌이 나를 강하게 만들었다.

나는 정말 무던히 애썼고 즐겁고 행복하게 살았다.

주어진 환경에서 최선을 다해 관리했다.

무진장 빡세게!

누구도 내가 하는 치병 생활을 틀렸다고 말해선 안 된다.

나는 최상의 선택을 해서 치병 생활을 했다고 생각하고 실행하며
살았다.

여러 암 강의를 들어보면 결론은 하나다. 그냥 건강하게 살자.

건강해지면 암도 맥을 못 춘다.

만성 질환이라고 생각하며 죽을 때까지 살면 된다.

즐거운 생각만 해야 한다.

암을 죽일 생각 하지 말고, 더 커지지 않게,

번지지 않게끔 살살 달래야 한다.

결코 화를 내서는 안 된다.

그래서 나는 하루하루를 즐겁게 산다.

순간순간이 행복이다. 암 걸리기 전에는 몰랐던 사소한 것에도 상당한 행복감이 든다.

암에 걸려서 이거 하나는 정말 좋다.

이번에도 나는 잘 헤쳐나갈 것이다.

처음 암 진단 받고

괜찮다!

괜찮다!!

괜찮다!!!

스스로 위로하며 나를 토닥이고 쓰다듬었다.

이번 고비도 잘 넘기고

또다시 헤쳐나가 행복한 아침을 맞이할 것이다.

2

간을 보다 기본 상식

1
간에 관한 일반 상식

———

——— **간이란?**

간은 우리 몸에서 가장 큰 장기로 성인의 경우, 무게가 1.2~1.5kg 정도 되고, 간동맥과 간문맥 양쪽에서 혈액 공급을 받습니다. 간문맥을 통해 위와 장에서 흡수한 여러 가지 물질이 간에서 가공되어 우리 몸에 필요한 물질이 되고, 인체에 해로운 성분은 해독됩니다.

간은 구체적으로 무슨 일을 하나요?
· 에너지를 관리합니다.
· 해독 작용을 합니다.
· 각종 호르몬의 분해와 대사에 관여합니다.

· 담즙을 만들어 지방의 소화를 돕습니다.

· 간은 중요한 면역기관이며, 동시에 살균 작용을 합니다.

간을 건강하게 지키기 위한 생활 수칙 및 올바른 식생활은?

· 불필요한 약은 오히려 간에 해로울 수 있으니 복용을 삼갑니다.

· 지나친 음주는 심각한 간질환의 원인이 됩니다.

· 영양분이 한쪽으로 치우치지 않는 균형 잡힌 음식을 섭취해야 합니다.

─────── **B형간염**

B형간염은 어떻게 걸리나요?

B형간염 바이러스^{HBV}는 주로 혈액이나 체액에 의한 비경구적 방법을 통해 전파됩니다. 대표적인 예로 어머니와 신생이 사이의 수직감염, 성관계를 통한 전염, 손상된 피부나 점막이 B형간염 바이러스에 감염된 혈액에 노출되어 감염되는 경우 등이 있습니다.

· 수직감염(주산기감염): 우리나라의 경우는 어머니와 신생아 사이에 일어나는 수직감염이 대부분을 차지합니다.

· 성 접촉을 통한 감염: 배우자 중 B형간염 바이러스 보유자가 있다면 성관계 등을 통해 전염될 수 있습니다. 예방접종을 통해 건강한

부부생활을 지켜야 합니다.

· 사회생활에서의 감염: B형간염 바이러스 보유자와의 가벼운 포옹
이나 입맞춤, 식사를 같이하는 것 등 일상적인 생활을 통해 감염될
가능성은 적습니다.

B형간염은 어떻게 진행되나요?

B형간염 바이러스는 감염 시기에 따라 만성간염으로 진행될 가능
성이 크게 차이 나는데, 어려서 걸릴수록 만성간염으로 진행될 확
률이 높습니다. 특히 신생아기에 감염되면 90% 이상 만성간염으로
진행됩니다. 우리나라 만성간염의 대부분이 이로 인한 것으로 추정
됩니다.

만성B형간염은 바이러스 증식 상태에 따라 크게 2개의 병기로 구분
됩니다. 즉, 혈액 내 e항원이 존재하고 바이러스 증식이 활발한 증식
기와 e항원이 없어지고 바이러스 증식이 감소하거나 소실되는 비증
식기로 나뉩니다. 증식기는 다시 면역관용기와 면역활동기로 세분
됩니다.

만성B형간염은 어떻게 진단하나요?

환자의 혈액을 이용해 생화학적 검사를 하거나 B형간염 바이러스
표지자를 검사합니다. B형간염 바이러스의 혈중농도는 항바이러스
제 치료의 시작을 결정하고, 치료 반응의 적절성 및 경과를 평가하
는 데 필요한 지표입니다.

만성B형간염으로 진단되었습니다. 간경변증으로 진행되나요?

우리나라 B형간염 바이러스 감염자 중 본인이 감염되어 있다는 사실을 알고 있는 사람은 약 25%입니다. 감염자 대다수가 감염 사실을 모르고 있는 겁니다. 만성B형간염이라 하더라도 극히 일부에서는 s항원이 소실될 수 있는데, 우리나라에서는 매년 약 0.4%의 빈도로 일어납니다.

만성B형간염이 심하거나 오래 지속되면 간경변으로 진행할 수 있는데, 만성B형간염에서 간경변으로 진행하는 사례를 보면, 5년 누적 발생률이 23%에 이릅니다. 일단 간경변으로 진행하면 간암 발생 위험이 매우 높아집니다. 또한 간경변을 거치지 않고 만성간염에서 바로 간암으로 발전할 수도 있기에 만성B형간염환자는 정기검진을 꾸준히 받아야 합니다. 최근에는 효과적인 항바이러스 치료로 간염의

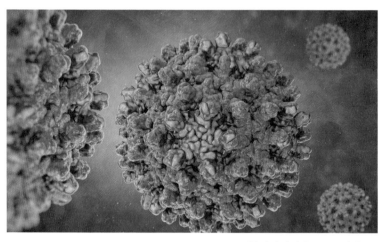

—— B형 간염 바이러스 HBV 일러스트

진행을 막고, 간경변이나 간암으로 나아갈 가능성을 낮출 수 있기에 정기적인 추적관찰을 통해 적절한 치료 시기를 가늠하는 것도 중요합니다.

───── C형간염

C형간염은 어떻게 전염되며, 예방은 할 수 있나요?

1992년 이전에는 대부분 혈액이나 혈액응고 인자의 수혈로 C형간염이 발생했습니다. 그러나 그 이후로는 C형간염검사를 미리 하므로 수혈로 전염될 가능성은 매우 낮습니다. C형은 B형간염과 달리 백신이 개발되지 않아서 예방이 어렵습니다.

C형간염에 걸리면 어떤 증상이 나타나나요?

감염 초기에는 증상이 없는 경우가 대부분입니다. 그러나 소수의 환자에게서 피로감, 열감, 근육통, 소화불량, 우상복부 불쾌감, 황달 등이 나타나기도 합니다. 대부분의 C형간염환자는 검사를 받기 전까지는 모르고 지내다가 20~30년 지나서 만성간염이나 간경변, 간암 등이 발병해 뒤늦게 아는 경우가 많습니다.

C형간염은 어떻게 진단하나요?

혈액검사를 통해 C형간염 바이러스 항체를 검출하거나, C형간염 바이러스를 직접 확인하는 검사(HCV RNA 검사)를 통해 진단할 수 있습니다.

C형간염에 걸리면 치료는 가능한가요?

최근 C형간염의 완치가 언급될 만큼 치료제가 눈부시게 발전하고 있습니다. DAA Direct Acting Antivirals라 불리는 경구용 항바이러스제는 C형간염 바이러스의 생체에 직접 작용해 항바이러스 효과를 나타냅니다. 약제의 작용 부위에 따라 치료약제가 다양하게 개발되었고, 병합요법을 이용해 약제의 효과를 높일 수도 있습니다. 다만, 약제마다 기본 특성, 용량 및 복용법에 차이가 있으니 반드시 전문의와 상의해야 합니다.

현재 사용되는 경구용 항바이러스제는 바이러스 유전자형에 따라 치료약제가 다릅니다. C형간염 바이러스는 유전자형이 1형에서 6형까지 존재하는데, 국내의 경우는 1형과 2형이 대부분입니다.

현재까지 다클린자 Daclatasvir, 순베프라 Asunaprevir, 소발디 Sofosbuvir, 하보니 Ledipasvir/Sofosbuvir, 제파티어 Elbasvir/Grazoprevir, 비키라 Ombitasvir/Paritaprevir/Ritonavir, 엑스비라 Dasabuvir가 승인되어 사용되고 있으며, 모든 유전자형에 사용 가능한 마비렛 Glecavirprevir/Pibrentasvir도 최근 승인을 받았습니다.

유전자형별로 치료약제를 살펴보면, 유전자형 1형은 아형에 따라 1a형과 1b형으로 나뉩니다.

(1) 1a형

C형간염환자에게는 하보니나 제파티어를 하루 한 알씩 경구 투여합니다. 단, 내성변이가 있는 경우 제파티어의 사용법이 달라질 수 있습니다.

(2) 1b형

C형간염환자에게는 여러 가지 치료 방법이 있습니다.

· 제파티어: 하루 한 번 한 알씩 경구 투여합니다.

· 비키라/엑스비라: 비키라는 하루 한 번 한 알씩 경구 투여하고, 엑스비라는 하루 두 번 한 알씩 경구 투여합니다.

· 다클린자/순베프라: 다클린자는 하루 한 번 한 알씩, 순베프라는 하루 두 번 한 알씩 병합 투여합니다. 만약 다클린자에 내성

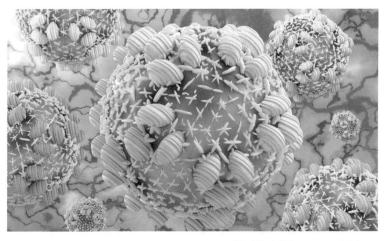

———— C형 간염 바이러스 HCV 3D 일러스트

변이를 가지고 있거나, 두 약제에 부작용이 있는 경우에는 하보니, 제파티어, 비키라/엑스비라 등을 고려할 수 있습니다.

치료 기간은 과거 인터페론이나 경구용 항바이러스제 투약 후 치료에 실패한 경험 여부나 간경변의 유무, 중증도에 따라 12주에서 24주까지 소요됩니다.

· 2형 C형간염환자에게는 소발디를 하루 한 번 한 알씩, 리바비린(체중≥75kg이면 1,200mg, 체중<75kg이면 1,000mg)을 병합 투여합니다. 치료 기간은 간경변의 유무에 따라 12주에서 16주까지 걸립니다.

유전자형 1, 2형 모두 치료효과가 90~95% 이상입니다. 다만 치료효과가 좋아도 높은 가격, 약제 내성, 다양한 약제 간의 상호작용 등 여전히 극복해야 할 난제들이 남아 있습니다.

그 외에 유전자형 2형의 경우 오래전에 출시된 주사제인 페그인터페론과 경구약제인 리바비린의 병용 치료도 고려해볼 수 있습니다. 6개월간 치료했을 때, 치료효과가 70~80% 이상으로 보고되고 있으나 여러 가지 부작용도 간과해서는 안 됩니다.

─────── 알코올성 간질환

과도한 알코올은 간세포에 지방을 축적하고, 그 대사 산물은 간세포를 손상합니다. 술을 자주 마시면 손상된 간세포가 재생될

시간이 없어 간질환으로 진행됩니다. 일반적으로 남성은 하루 20g 이하(소주 2잔), 여성은 10g 이하가 안전한 음주량이라고 합니다. 간 질환 환자는 금주를 원칙으로 하는 것이 좋습니다.

알코올성 지방간이란 무엇인가요?

알코올성 지방간은 간세포에 지방이 축적된 상태입니다. 증상은 거의 없으나, 간혹 상복부 불편감이나 피로를 느낄 수는 있습니다. 대부분은 병원에서 간기능검사나 초음파검사를 받은 후에 이상 증상이 발견되어 알게 되는 경우가 많습니다. 그러므로 술을 많이 마시는 사람이라면 일단 병원을 방문해 진찰과 검사를 해볼 필요가 있습니다.

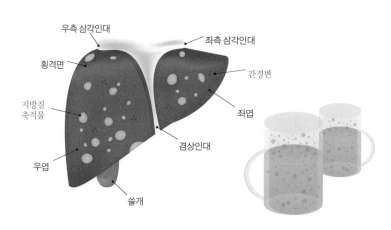

―― 과도한 음주는 알코올성 지방간을 유발한다.

술을 계속 마시면 간경변이 되나요?

과다한 음주는 필연적으로 지방간을 초래합니다. 그 상태로 평소처럼 음주를 계속하면 약 20~30%에서는 알코올성 간염을 유발하고, 그것을 지속하면 10% 정도는 간경변으로 진행합니다.

보통 매일 80g 이상(소주 1~1.5병)의 알코올을 10~15년 이상 마시는 경우에는 간이 딱딱하게 굳고, 그 기능을 소실하게 되는 간경변으로 발전할 가능성이 매우 높습니다. 특히 여성, 또는 다른 원인에 의한 간질환 환자는 소량의 알코올만 섭취해도 간경변으로 진행할 가능성이 큽니다.

술을 끊으면 간기능이 회복되나요?

알코올성 간질환은 금주가 무엇보다도 중요합니다. 특히 알코올에 의한 간 손상 초기 상태인 지방간은 술을 끊으면 정상으로 회복됩니다. 가능하면 빨리 끊는 것이 좋습니다.

알코올성 간질환 환자가 지켜야 할 것들은 무엇인가요?

· 술을 끊어야 합니다.

· 정기적으로 병원을 방문해 의사와 상담합니다.

· 알코올은 다른 약물의 대사에 영향을 주기 때문에 약제를 복용할 때에는 반드시 의사나 약사와 상담해야 합니다.

· 알코올성 간경변이나 심한 알코올성 간염의 경우, 단주斷酒가 필요합니다.

·근거 없는 생약이나 민간요법에 의존하지 말고, 평소에 충분한 영양 섭취와 적절한 운동을 해 건강관리를 합니다.

──── 비알코올성 지방간

어떤 사람이 비알코올성 지방간에 취약한가요?

비만, 당뇨병, 고지혈증을 가진 사람들에게 비알코올성 지방간이 함께 나타나는 경우가 많습니다. 그 외에도 여성 호르몬제나 스테로이드(부신피질 호르몬 등)와 같은 약제를 오래 복용해도 비알코올성 지방간이 올 수 있습니다. 급작스러운 체중 감량이나, 몸무게를 줄이기 위한 수술 후에도 심한 비알코올성 지방간이 올 수 있습니다.

비알코올성 지방간은 어떤 증상이 나타나고, 진단은 어떻게 하는 건가요?

증상이 없는 경우가 대부분입니다. 단순 건강검진을 위해 시행한 검사에서 발견하는 경우가 제일 흔합니다. 그러므로 당뇨병이나 비만이 있는 사람은 불편한 증상이 없어도 간기능검사를 해보는 것이 좋습니다. 비알코올성 지방간은 간 내 지방량의 정도에 따라 경증, 중등증, 중증으로 나뉘며, 간 내 염증 동반 여부에 따라 단순 지방간과 지방간염으로 구분하기도 합니다.

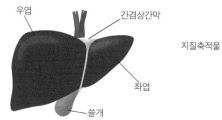

건강한 간

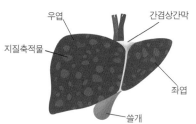

지방간

—— 건강한 간과 지방간

비알코올성 지방간을 치료하려면 어떻게 해야 하나요?

우선 지방간과 관련된 인자들, 즉 당뇨병, 비만, 관련 약제 등 원인을 치료해야 간도 좋아집니다. 술이나 과학적으로 검증되지 않은 민간요법, 생약제 등은 되도록 사용하지 않노록 주의해야 합니다. 이미 사용하고 있는 약제가 있다면 간질환 전문의와 상담하시는 것이 좋습니다.

당뇨병이 있으신 분은 혈당 조절을 잘 하고, 고지혈증이나 혈압 치료도 받아야 합니다. 대부분의 비알코올성 지방간 환자가 과체중 혹은 비만을 동반하고 있기에, 적극적인 체중 감량, 적절한 식사요법, 그리고 꾸준한 유산소 운동이 가장 효과적인 치료법입니다.

비알코올성 지방간에 좋은 약은 없나요?

비알코올성 지방간 치료에는 식이요법과 운동요법을 통한 체중 감량을 권유합니다. 약물치료로는 당뇨병 치료제 중 인슐린 저항성을 개선하는 일부 약제들과 항산화제(비타민E) 등이 단기간 사용되어 부분적으로 효과를 보기는 했지만, 아직 장기간 치료효과는 검증되지 않았습니다. 특히 시판되고 있는 지질 개선제나 간장 보호제는 보존적 치료효과만 있으니 이들에 의존하는 것은 바람직하지 않습니다. 다양한 약제가 연구되고 있으니 앞으로 좀 더 효과적인 지방간 치료제가 나올 것이라 기대합니다.

고도 비만인 경우는 다이어트 약제나 체중 감량 수술을 전문의와 상의 후에 제한적으로 적용할 수 있습니다. 다만 그러한 치료에 따르는 부작용이 만만치 않으니 주의해야 합니다.

──── 간경변

간경변은 간염 바이러스나 술 등에 의해 간염이 장기간 지속하면서 생깁니다. 간세포가 파괴되어 섬유화가 진행되고 재생결절이 생겨서 간의 기능 저하를 초래하는 상태입니다.

왜 간경변이 오는 건가요?

간경변은 어떠한 원인에서라도 간에 만성적인 염증이 일어나는 경우 발생하게 됩니다. 우리나라 간경변환자의 70~80%는 B형간염 바이러스, 10~15%는 C형간염 바이러스 감염에 의해 발생하고, 나머지 10~15%는 알코올의 과다 섭취와 그 외 여러 질환에 의해 발병합니다.

간경변으로 진행하면 어떤 일이 일어납니까?

간은 '인체의 화학 공장', '제2의 심장'이라 할 만큼 단백질 합성, 각종 대사, 해독 작용과 면역 기능을 담당하고 있습니다. 따라서 간이 굳어 기능이 떨어지게 되면 많은 건강 장애가 발생합니다. 간경변 초기에는 간의 보상 능력이 좋아 정상 기능을 유지하지만, 증상이 심해지면 여러 합병증(복수, 정맥류, 간성혼수 등)이 발생하고, 결국 간부전으로 사망할 수 있습니다. 또한 간암이 발생할 위험도 커집니다.

간이 굳으면 어떤 증상이 보이나요?

간경변은 상태에 따라 다양한 증상이 나타납니다. 전신쇠약, 만성피로, 식욕부진, 소화불량, 복부 불쾌감 등이 있을 수 있습니다. 얼굴

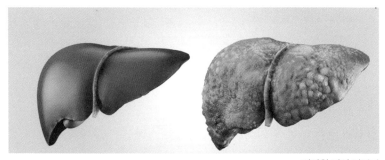

———— 건강한 간과 간경변

이 거무스름해지거나 어깨, 등, 가슴에 확장된 모세혈관이 보입니다. 이 혈관은 붉고 작은 반점을 중심으로 방사상으로 뻗어 거미처럼 보입니다. 손바닥이 정상인보다 유난히 붉어질 수도 있습니다.

간경변이 심해지면 위와 식도에 정맥류가 발생하고 간성뇌증(혼수)이 생길 수 있습니다. 정맥류는 다량의 출혈을 발생시킬 수 있습니다. 또한 복수가 찰 수 있으며, 하지부종을 동반하기도 합니다. 복수가 있으면 배가 부르고 심하면 호흡이 곤란해집니다. 남성은 유방이 여성처럼 커지거나 고환이 작아질 수 있으며, 여성은 월경이 불규칙해지기도 합니다.

합병증이 발생하면 앞으로 어떻게 되나요?

초기 간경변환자는 10년 이내에 정맥류에서 출혈할 확률이 약 25%이며, 복수가 발생할 확률이 약 50% 정도입니다. 일단 간경변의 합병증이 발생하면 예후가 안 좋습니다. 식도정맥류 출혈, 복수 및 간성혼수가 발생하면 적절히 치료해도 4년 생존율이 20~40% 정도입니다.

간경변은 치료가 되나요?

일단 간경변으로 진행하면 정상 간으로는 돌아가기 어렵습니다. 그러나 최근에는 B형, C형간염에 대한 적극적인 항바이러스제 치료를 통해 간경변을 호전시킬 수 있으며, 간경변의 진행을 막아 심각한 상태로 악화되지 않도록 도와줄 수도 있습니다.

─── 간암

간암은 매년 전 세계적으로 약 60만 명의 환자가 발생합니다. 우리나라에서는 갑상선, 위, 대장, 폐, 유방에 이어서 6번째로 흔한 암이며, 2015년에는 15,757건이 발생했다고 합니다.

간암은 어떤 사람에게 잘 생기나요?

남자 30세, 여자 40세 이상으로 아래의 위험 인자를 가지고 있는 사람

- B형간염 바이러스에 의한 만성간질환
- C형간염 바이러스에 의한 만싱간질환
- 여러 원인에 의한 간경변

간암이 생겨도 아무런 증상이 없을 수도 있나요?

간암환자의 상당수는 특별한 증상이 없을 수 있으며, 있더라도 기존에 간질환을 겪고 있는 사람에게 주로 생기기 때문에 두 증성이 혼동되어 종양이 생겨도 잘 모르는 수가 많습니다.

간암 진단은 어떻게 하나요?

영상검사 CT, MRI와 알파태아단백이라는 혈액검사 결과를 종합해 진단할 수 있습니다. 영상과 혈액검사 진단이 불확실한 경우에는 조직검사를 통해 간암을 확진하게 됩니다.

간암의 치료 방법에는 무엇이 있습니까?

수술 치료

(1) 간절제술

　마취 및 절제가 가능한 환자에게는 간절제술이 가장 효과적인 치료 방법입니다. 간은 전체 부피의 70~80%까지도 절제가 가능합니다. 다만 간암환자의 경우 대개 만성간질환이나 간경변이 동반되므로 대량 간 절제수술을 할 경우 간부전에 빠질 위험이 있습니다. 간암 수술은 전통적으로 개복술을 시행했지만, 최근에는 복벽에 작은 구멍을 뚫고 복강경을 집어넣어 간을 절제하는 시술이 점차 늘어나고 있습니다. 복강경 절제술은 상대적으로 절개창이 작고 회복이 빠르다는 장점이 있지만, 종양의 위치에 따라 기술적으로 시행이 어려운 단점도 있습니다.

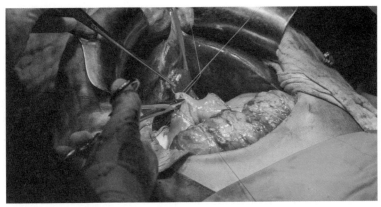

―――― 개복해서 간을 수술하는 장면

간 외의 전이 및 혈관 침범이 없어야 하고, 단일 결절인 경우 5cm 이하, 다발성 결절인 경우 3개 이하이면서 각 결절의 크기가 3cm 이하(흔히 '밀란 척도'라 부름)이면 일차적으로 간이식을 고려할 수 있습니다. 4년 무병생존율 92% 정도를 기대할 수 있습니다. 최근에는 다소 진행된 암이어도 비슷한 성적을 거두는 것으로 보고되어 좀 더 확장된 기준을 적용하기도 합니다.

간이식은 크게 뇌사자 간이식과 생체간이식으로 나뉩니다. 뇌사자 간이식은 간이식센터를 통해 질병관리본부 장기이식관리센터에 신청하면 응급도를 고려해 우선순위를 매기고, 이에 따라 뇌사자의 간을 이식받을 수 있습니다.

생체간이식은 공여자의 간 크기와 혈액형을 중심으로 적합성 여부를 판단하며, 최근에는 혈액형 부적합 간이식도 이루어지고 있습니다. 우리나라에서는 장기 기증이 활성화되지 않아 생체간이식이 70~80% 정도를 차지합니다.

비수술 치료

(1) 국소치료술

국소의 간 종양을 열이나 알코올 등을 이용해 괴사시키는 치료법이며, 고주파열치료술과 알코올주입술이 여기에 해당합니다. 최근 마이크로웨이브, 레이저, 그리고 냉동요법을 쓰기도 합니다.

- **고주파열치료술**

간암 내로 주입된 주삿바늘을 통해 전극을 삽입하고, 고주파 전류가 열을 유발해 간암 조직을 파괴하는 치료술입니다. 크기가 작고, 개수가 적은 경우 고려할 수 있으며, 대개 장경 5cm 이하, 3개 이하의 종양에 시술하는 경우가 많습니다. 특히, 3cm 이하의 단일 종양일 때는 간절제술과 비슷한 치료효과를 보입니다. 위치에 따라 시술이 쉽지 않은 경우가 있습니다.

고주파열치료술은 보통 초음파 혹은 CT 등의 영상으로 위치를 확인하며 경피에 전극을 삽입해 시술하나, 때로는 복강경 혹은 개복 수술을 해 시행하기도 합니다. 시술 후 통증이나 미열이 발생하기도 하지만 대개는 수일 내에 호전됩니다. 합병증으로 출혈, 감염, 장천공, 기흉, 담관협착, 접지패드에 의한 화상 등이 발생할 수 있지만, 발생률은 2~3% 이내입니다.

- **알코올주입술**

알코올주입술은 주삿바늘을 간암 부위에 꽂아 종양 안에 고농도의 알코올을 주입해 암세포를 괴사시키는 방법입니다. 대개 3cm 이하, 3개 이하의 종양에서 시행하며, 2cm 이하의 종양일 때는 고주파열치료술과 비슷한 치료효과를 냅니다.

(2) 경동맥색전술

간은 간동맥과 간문맥으로부터 이중으로 혈류를 공급받습니다.

정상적인 간 조직은 주로 간문맥을 통해 혈류 공급을 받지만, 종양은 주로 간동맥으로부터 공급을 받습니다. 경동맥색전술이란 종양에 혈류를 공급하는 간동맥을 통해 항암제, 색전 물질(젤라틴 스펀지, 미세구 등) 등을 주입해 암을 치료하는 방법을 가리킵니다.

• 경동맥화학색전술

일차적으로 다발성인 종양인 경우 고려하게 되며, 간절제술, 고주파열치료술 등을 쓰기 어려운 경우에 시행합니다. 광범위한 경우에도 시술이 가능해 가장 흔히 사용하는 치료법 중 하나입니다.

사타구니에 있는 혈관에 가느다란 도관을 집어넣어 간동맥까지 삽입하고, 조영제를 주입하면서 종양에 혈류를 공급하는 간동맥의 세분지를 찾습니다. 종양 가까이에 닿으면 항암제와 리피오돌 Lipiodol(식물에서 추출한 지방산으로 간암에 흡착되는 특징이 있음), 젤라틴 스펀지 등과 같은 색전물을 주입해 암을 치료합니다.

색전술 후 일시적으로 오심, 구토, 복통, 발열 등의 증상이 발생할 수 있는데, 이를 색전술 후 증후군이라고 합니다. 종양의 크기나 위치에 따라 통증을 느끼는 정도와 부위가 달라질 수 있습니다. 합병증으로는 간농양, 간실질경색, 담낭염, 담관협착, 담즙종, 간부전 등이 발생할 수 있는데, 5% 미만이라 보고되고 있습니다.

최근에는 약물 방출 미세구를 이용해 시술하기도 합니다. 약물 방출 미세구란 수많은 구멍이 뚫려 있는 매우 작은 구슬(대개 직경 70~700μm)에 항암제를 담아 혈관에 삽입하는 방식으로, 약물이 혈관 안에서 서서히 방출되도록 만들어졌습니다. 리피오돌보다 안정적으로 오랜 시간 동안 높은 농도로 종양에 항암제를 전달하면서도 전신의 노출은 적어 부작용을 줄일 수 있다는 장점이 있지만, 경동맥화학색전술보다 시술 비용이 많이 들고, 종양의 상태에 따라 시술이 적합하지 않을 수 있습니다.

- **경동맥방사선색전술**

방사성 동위원소가 들어 있는 미세구(대개 직경 35μm 정도)를 간동맥으로 주입해 방사성 동위원소에서 나오는 방사선으로 종양을 치료하는 방법입니다. 혈관조영술과 폐스캔검사 등을 포함한 시술 전 검사 과정이 필요하며, 그 결과에 따라 시술 가능 여부를 판단하게 됩니다. 미세구의 크기가 작아 색전술 후 증후군과 같은 전신 부작용은 경미하지만 역시 시술 비용이 많이 들고, 간 이외의 장기에 주입했을 때 심각한 부작용이 발생할 수 있습니다.

(3) 방사선치료

방사선치료는 고에너지 방사선을 이용해 종양세포를 파괴하는 치료법입니다. 최근 방사선치료 기법이 발달함에 따라 종양에만 고선량의 방사선을 쏘이고, 주변 정상조직은 최대한 보호하는 것이 가능하게 되어 점차 적용을 확대하는 중입니다. 간문맥 침범을 동반한 종양이나 간절제술, 간이식, 고주파열치료술, 경동맥화학색전술 등을 시행할 수 없는 경우에 방사선치료를 고려할 수 있고, 림프절, 뼈, 뇌 전이 등의 전이성 병변이 증상을 유발할 때에도 증상 완화 목적 등으로 고려할 수 있습니다.

방사선치료는 치료 전 CT를 이용해 모의 치료 촬영을 시행하고, 여기에서 얻어진 자료를 바탕으로 치료 횟수, 방사선 조사 방향 및 조사량 등을 결정하게 됩니다. 통상적으로 주 5회, 준비 시간을 포함해 회당 10~30분 정도 받습니다. 치료 횟수는 때에 따라 수회에서 20~30회가 될 수도 있습니다.

(4) 전신항암치료

간암환자가 전신항암치료를 하는 경우는 종양이 혈관 침범이나 전이를 동반하는데, 다른 치료 방법에 반응하지 않고 악화할 때입니다. 항암제 작용 기전에 따라 표적치료제(암의 성장과 연관된 일정한 신호를 차단해 암세포의 성장을 억제)와 세포독성항암제(세포의 분열, 증식 단계를 직접 공격하며 암세포뿐 아니라, 그와 유사한 정상세포도 공격함)로 구분합니다.

간암에서 사용이 승인된 표적치료제로는 소라페닙 Sorafenib이 있습니다. 매일 800mg을 경구 복용하는데, 환자의 간기능, 부작용 등을 고려해 감량해 복용하기도 합니다. 부작용으로는 수족피부반응(손발바닥에 피부발진, 압통, 부종, 표피 박리 등이 발생하는 현상), 설사, 탈모, 고혈압, 피로감, 식욕부진, 체중 감소, 출혈 등이 발생할 수 있으며, 이 중 설사와 수족피부반응이 가장 흔하게 발생합니다.

레고라페닙 Regorafenib이라는 표적치료제가 소라페닙 치료를 받았던 간암환자의 치료제로 승인되기도 했습니다.

간암이 재발할 위험은 없을까요?

간암은 B형간염, C형간염 혹은 간경변 등의 만성간질환을 앓고 있는 환자에게서 발생하는 경우가 많습니다. 따라서 당장 간암을 완벽하게 치료한다 해도 남아 있는 병든 간에서 다시 암이 발생할 가능성이 있습니다.

간절제술로 종양을 완전히 제거해도 5년 이내에 50~70% 정도 재발하는 것으로 알려져 있습니다. 그러므로 간암에 대한 치료가 끝난 후에도 정기적으로 추적관찰을 하는 것이 매우 중요합니다. 또한, 원인이 되는 만성간질환(바이러스성 간염 등)을 잘 조절해야 하며, 특히 적절한 항바이러스 치료는 재발을 감소시킬 수 있습니다.

간암의 예방법과 조기 발견을 위한 방법을 가르쳐주세요!

우리나라 간암 발생의 주요 원인인 B형간염을 예방하기 위해 항체가 없는 사람은 백신을 맞아야 하며, 특히 신생아 접종은 필수적입니다. 간염을 예방하기 위해서는 다른 사람과 칫솔, 면도기, 손톱깎이 등을 함께 사용하지 말고, 지나친 음주를 삼가고 흡연을 하지 않으며, 규칙적으로 운동하고 균형 있는 음식물을 섭취해야 합니다. 정기적인 건강검진이 필요한데, 실제로 정기검진을 받는 사람은 일부에 불과한 것으로 알려져 있습니다.

일단 만성간질환 환자로 진단되면 간암의 조기 발견을 위해 정기적으로 초음파(때에 따라서는 CT 혹은 MRI)와 혈액검사(알파태아단백검사)를 받아야 합니다. 만성B형간염환자와 만성C형간염환자, 간경변 환자, 기타 알코올과 같은 다른 원인에 의한 만성간질환 환자 등이 이에 해당합니다. 완치를 기대한다면 간암의 조기 발견이 매우 중요합니다. 혹시 이상 징후(우상복부 통증이나 덩어리, 체중 감소, 피로감 등)가 생기면 전문의와 상의해야 합니다.

2
B형간염 5단계

—

B형간염 바이러스가 우리 몸에 들어오면 통상 5단계를 거칩니다. 이 과정은 우리가 B형간염을 이해하는 데 중요한 지표가 됩니다.

면역관용기 → e항원양성 면역활동기 → 면역 비활동기

→ e항원음성 면역활동기 → s항원 소실기

(1) 면역관용기 Immune Tolerance Phase

어렸을 때는 B형간염 바이러스가 우리 몸에 들어와도 면역계가 바이러스의 침입을 눈치채지 못합니다. 바이러스의 증식이 매우 활발하지만, 인체가 관용을 베풀어 간세포 손상이 없거나 경미합니다.

검사해보면 B형간염 바이러스의 증식을 보여주는 HBV DNA는 높고(보통 58,000,000copies/mL 이상), 간세포 손상을 나타내는 ALT는 정상입니다. 간 조직검사 소견을 봐도 염증이 없거나 경미하다고 나옵니다.

태아 시절 간염 보유자인 산모에게 수직으로 감염된 만성B형간염 바이러스 보유자는 면역관용기가 10~30년간 지속합니다. 유소년기나 성인이 되어 감염된 만성B형간염 바이러스 보유자는 면역관용기가 매우 짧거나 없습니다.

(2) e항원양성 면역활동기 Immune Clearance Phase, 면역제거기

면역활동기에는 인체가 B형간염 바이러스의 침입을 인지하고, 감염된 간세포를 공격해 파괴합니다. 우리 몸이 B형간염 바이러스와 싸우는 시기입니다.

수직감염된 만성B형간염 바이러스 보유자는 보통 15~35세에 이 기간에 들어가게 됩니다. 검사상으로는 HBV DNA가 높거나 수시로 변하고, e항원 HBeAg은 양성입니다. ALT는 지속해서 상승하거나 오르내립니다.

흔히 이 시기에 만성간염이 발병한다고 합니다. 대부분 환자는 아무런 증상이 없지만 드물게 간기능이 갑자기 떨어져 복수나 황달 등의 증상이 나타나기도 합니다.

면역활동기를 성공적으로 거치면 e항원 HBeAg이 음성으로 바뀌고, e항체 HBeAb가 양성으로 바뀌는 e항원 혈청전환 HBeAg Seroconversion이 일어나게 됩니다. 그러면 HBV DNA가 지속해서 낮거나 음성으로 유지됩니다.

이 기간을 얼마나 거치는지, 간의 손상이 어느 정도인지는 환자마다 다릅니다. 어떤 환자는 수주 만에 이 과정을 마치지만, 어떤 환자는 수십 년 동안 손상과 회복을 반복합니다. 이것을 재양전이라 합니다. 면역활동기가 짧고 손상이 적으면 이후 예후가 좋지만, 길고 간 손상이 심하면 간경변과 간암으로 발전할 가능성이 커집니다.

만성B형간염을 제대로 치료하기 위해서는 면역활동기를 짧게 하고, 그 사이에 간이 최소한의 손상을 받게 해 증식을 멈추도록 해야 합니다.

(3) 면역 비활동기 Non-replicative Phase, 면역조절기

면역활동기를 성공적으로 거치면 바이러스의 수가 줄고, 간 손상이 없거나 경미한 비활동기로 들어가게 됩니다. 검사해보면 B형간염 바이러스의 증식을 보여주는 HBV DNA가 낮고(10,000copies/mL 이하), e항원 HBeAg은 음성입니다(보통 e항체는 양성). 조직 소견은 경미한 섬유화나 염증을 보일 수도 있지만, ALT는 정상입니다.

비활동기는 오랫동안 지속하는 것이 보통입니다. 다시 B형간염 바이러스의 증식이 활발해지고 간세포 손상이 일어나는 '면역활동기'로 돌아갈 수도 있습니다.

(4) e항원음성 면역활동기 Reactivation of Hepatitis B, 재활성화기

비활동기에 들어갔던 만성B형간염 바이러스 보유자의 일부는 면역제거기를 거친 후 소강상태였던 바이러스 증식이 활발해지고 간 손상도 심해집니다. 이를 'e항원음성 만성B형간염 면역활동기'라 부릅니다.

이때는 HBV DNA와 ALT 수치가 다시 상승합니다. 재활성화된 만성B형간염환자의 일부에서는 e항원이 다시 양성이 됩니다. 개체에 따라 e항원은 음성이지만 HBV DNA가 상승하기도 합니다. 이렇게 e항원 HBeAg은 음성이지만, HBV DNA가 높고 ALT가 상승한 것을 'e항원음성 만성B형간염'이라고 합니다. 완치 가능한 치료제가 나올 때까지는 평생 약을 먹으며 관리해야 합니다.

(5) s항원 소실기 HBsAg Loss Phase

면역 비활동기의 환자 중 연 1~2%는 B형간염 표면항원이 소실되는 HBsAg 소실기로 이행합니다. Liaw(대만 창궁대학 의과대학병원 간 연구팀) 등의 대단위 전향 연구에서는 HBsAg 소실률을 만성B형간염환자에서 연 0.5%, 무증상의 만성 HBV 감염자에서 연 0.8%로 보고하였으며, 우리나라에서는 연 0.4%로 나타났습니다. 이 시기에는 HBV DNA가 혈청에서 거의 검출되지 않으나 일부에서 일시적으로 낮게 나오기도 합니다. HBsAg의 소실은 기능적인 완치 상태 Functional Cure이므로 간경변으로 진행하는 빈도가 매우 낮은 것으로 알려졌지만, 50세 이후에 소실되거나 HBsAg 소실 시기에 이미 간경변증을 동반한 경우, 그리고 남성인 경우에는 간세포암종이 발생할 수도 있습니다.

3
B형간염 바이러스는
어떻게 간세포를 손상할까?

B형간염 바이러스는 생체 세포 속에서만 증식할 수 있는 미생물입니다. B형간염 바이러스가 혈액 내로 침입하면, 간에 도달할 때까지 체내를 돌아다닙니다. 간에 도달한 바이러스는 간세포 표면에 부착된 후, 내부로 들어갑니다. 그 안에서 B형간염 바이러스는 간세포를 이용해 자신을 복제합니다. 이렇게 생산된 수많은 새로운 바이러스가 혈액으로 방출됩니다.

B형간염 바이러스가 간세포 내에서 자신을 복제하고 있을 때, 인체의 면역계는 체내에 이상이 생긴 것을 감지하고 바이러스에 감염된 간세포를 공격하기 시작합니다. 이와 같은 상태가 간염입니다.

간은 자신의 세포를 회복시키려 하지만, 오랫동안 지속해서 손상된 간세포는 비정상적인 섬유조직으로 대체됩니다. 이와 같은 섬유화 과정에 의해 간경변이 일어나고, 결국 간기능이 저하되고 생명을 위협하는 간암으로 발전합니다.

궁극적으로 사람의 간세포를 손상하는 것은 B형간염 바이러스가 아니라, 비정상적인 간세포를 제거하려고 끊임없이 작동하는 인체의 면역체계입니다.

자연경과 / 검사항목	면역관용기	HBeAg양성 면역활동기 (면역제거기)	면역비활동기 (면역조절기)	HBeAg 음성 면역활동기 (재활성화기)	S항원제거기
	e항원: 양성 e항체: 음성	e항원: 양성 e항체: 음성	e항원: 음성 e항체: 양성	e항원: 음성 e항체: 양성	e항원: 음성 e항체: 양성
ALT AST AFP〈7 혈소판〉15 초음파 총빌리루빈 피브카II	HBV-DNA 간기능(ALT) HBVDNA〉 58,000,000카피 간기능검사:정상 초음파:정상소견	치료시작: 10만카피 이상 ALT: 68(남), 60(여) 이상 간경변시: 만카피 이상 치료목표: 116카피 이하 e항원 소실 또는 e항원 혈청전환	E항원 음성 HBVDNA: 만카피 이하 간기능검사: 정상 수치 이하	치료시작: 만카피 이상 ALT: 68(남), 60(여) 이상 치료목표: 116카피 이하 S항원 소실	섬유화스캔: kPa 간섬유화 정상 (F0): 5.5 미만 간섬유화 1단계 (F1): 5.5 이상 간섬유화 2단계 (F2): 7.5 이상 간섬유회 3단계 (F3): 9.5 이상 간섬유화 4단계 (F4): 11 이상 S항원소실 (완치 상태) 질환의 진행이 멎음
추적 및 치료	6개월 간격 관찰 (혈액검사, 초음파)	치료 3개월 간격 혈액검사 6개월 간격 초음파 검사	6개월 간격 관찰 (혈액검사, 초음파)	치료 3개월 간격 혈액검사 6개월 간격 초음파 검사	6개월 간격 관찰 (혈액검사, 초음파)

※ 2018년 대한간학회의 만성 B형 간염 진료 가이드라인을 기준으로 도표작성.
※ 간기능검사(ALT) 정상수치는 34(남자),30(여자)임.
※ HBeAg 양성, 음성 면역활동기 치료시 MRI를 권장함.

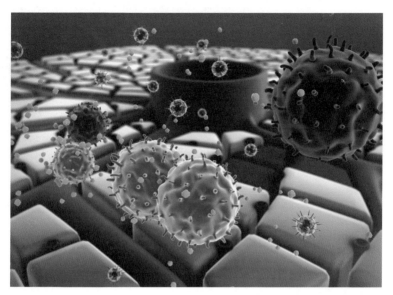

────── 간과 바이러스, 간 표면, 간세포, 간의 구조, 바이러스의 간 공격
그리고 인체의 면역체계가 잘 그려져 있다.

종종 면역계의 승리가 간에 해가 되지 않는 경우도 있습니다. 그
것은 바로 면역계가 간에 심한 손상을 입히지 않고 바이러스를 제거
했을 때입니다. 그러나 이 경우에도 B형간염 바이러스가 완전히 박
멸되었다고 보긴 어렵습니다. 대개 소수라도 바이러스가 남아 있기
때문입니다. 단지 복제가 정지된 상태라 겉으로 드러나지 않을 뿐입
니다.

4

B형간염은 가족력이 중요하다

—

우리나라의 B형간염은 대부분 C 타입으로 완치가 힘들고 만성간염으로 진행합니다. 그런데 같은 C 타입이라 해도 가족력에 따라 결과가 조금씩 다릅니다.

몇 가지 경우를 살펴보면,

(1) 면역관용기가 오래 가다가 자연혈청전환이 되어 평생 간염에 대해 인식하지 못하고 천수를 누리는 집안

(2) 간염, 간경변으로 진행됐지만, 간암은 발생하지 않은 집안

(3) 30대 이전에 본인도 모르는 사이 간염을 앓아 자연혈청전환이 되고, s항원까지 소실되어 B형간염이었는지도 모르다가 간암

이 발병한 집안

(4) 40, 50대에 간경변이 심하지 않은데 간암이 발병한 집안

위와 같이 여러 형태로 진행하는데 가장 빨리 치료(복용)받아야 하는 타입은 간경변이 심하지 않은데 간암이 일찍 발병한 집안입니다. 이런 집안(특히 외가)의 일원이라면 빨리 항바이러스제를 복용하는 것이 좋지만, 간수치가 거의 정상으로 나오다 보니 우리나라 보험 급여기준에 맞지 않습니다(우리나라 급여기준인 DNA 10,000 이상, 간수치 80 이상이 되기는 정말 힘듭니다).

미국에서는 가족력을 보고 위험도를 판단해 항바이러스제를 처방해준다고 합니다.

우리도 그런 시스템이 조속히 도입되어야 합니다.

5
수직감염은 대부분 만성으로 진행된다

—

수직감염은 대부분 만성간염 바이러스 보유 상태를 유지합니다. 이는 면역체계의 불완전성을 보여주는 사례로 바이러스를 이물질로 인식하지 않아 공격도 하지 않는 겁니다. 이렇게 사이좋은 동거상태가 유지된다면 간염으로 진행하지도 않고, 간경변이나 간암이 될 위험성도 극히 적습니다. 바이러스에 감염된 간세포를 면역세포가 공격해 파괴하기 때문에 염증이 생기는 게 간염이기 때문입니다. 이런 시기를 면역관용기라 합니다.

성인이 되어 면역체계가 제대로 갖추어지면 비로소 바이러스를 적으로 인식하고 공격하기 시작합니다. 이때, 면역세포가 바이러스만 골라서 없애는 것이 아니라 이를 품은 간세포 전체를 파괴하기 때문에 간에 손상이 발생합니다. 이런 시기를 면역제거기라고 하는

데, 빠르면 10세 전후, 늦으면 40세가 넘어서 도래합니다.

　수직감염의 경우에는 통상 두 방향으로 진행됩니다. 하나는 면역
세포가 바이러스에 대한 전면전을 일으켜서 급성간염으로 발전하는
상황입니다. 바이러스를 품은 간세포를 모두 파괴하므로 AST, ALT
수치가 급상승하지만, 전면전 후에 항체가 생기므로 완치를 기대할
수 있습니다. 아쉽지만 그 비율은 10%를 넘지 않습니다.

　다른 하나는 만성간염으로 진행하는 겁니다. 바이러스를 적으로
인식하지만, 전면전이 아니라 오랜 시간을 두고 싸우는 국지전의 양
상을 보입니다. 간세포가 지속적인 공격을 받아 파괴되므로 AST,
ALT 수치는 상승하게 됩니다. 그렇다고 바이러스가 완전히 사라지
는 것도 아니기에 파괴와 재생이 반복됩니다. 그로 인해 간세포는
간경변으로 발전하고 간암이 나타나기도 합니다.

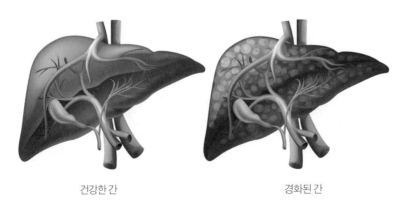

건강한 간　　　　　　　　　　　　경화된 간

———— 간경변

6
B형간염 검사 항목

HBsAg

B형간염 표면항원입니다. 이것이 양성이면 B형간염 바이러스 보유자로 판단합니다. 6개월 이상 양성이면 만성B형간염 바이러스 보유자입니다.

HBsAb

B형간염 표면항체입니다. 이것이 양성이면 B형간염 바이러스에 면역을 가지고 있어 B형간염에 걸리지 않는다고 판단합니다. 예방주사를 맞는 이유가 HBsAb 양성으로 만들기 위한 것입니다.

HBeAg

e항원입니다. 이것이 양성이면 B형간염 바이러스의 증식이 활발하다고 봅니다. 그래서 이것이 양성인 B형간염 보유자에게는 '증식성'이라는 수식어를 붙입니다.

HBeAb

e항체입니다. 보통 e항원이 없어진 후에는 양성이 됩니다.

- 'HBeAg 양성/HBeAb 음성'이 'HBeAg 음성/HBeAb 양성'으로 바뀌는 것을 'e항원 혈청전환'이라고 부릅니다. 이것이 만성B형간염의 단기치료 목표입니다.
- 일부 만성B형간염 보유자는 'HBeAg 음성/HBeAb 양성'으로 '비증식성'처럼 보이지만, 실제로는 바이러스 증식이 활발한 '증식상태'입니다. 이것을 'Pre-core 변이종'이라고 부릅니다. 이때 간세포 손상이 있으면 'e항원음성 B형간염 면역활동기'입니다.

HBcAg

B형간염 바이러스가 만들어내는 항원의 일종으로 조직검사로만 파악할 수 있습니다.

HBcAb

c항체라고 불립니다. IgM과 IgG로 나뉘는데, 이를 검사해 급성 B형

간염인지 혹은 B형간염 바이러스에 감염된 적이 있는지를 알 수 있습니다. 자주 하는 검사는 아닙니다.

- HBcAb IgM – B형간염 바이러스에 감염된 초기에 나타나 약 4개월간 검출됩니다. 이 검사를 통해 간염이 급성인지, 만성인지를 구분할 수 있습니다.
- HBcAb IgG – B형간염 바이러스에 감염된 적이 있다는 것을 알려줍니다. 몸 안에 B형간염 바이러스가 들어온 적이 있는 사람은 급성B형간염을 앓고 나아 s항체가 생겨도 IgG가 양성입니다. 반면 예방주사를 맞아 s항체가 생긴 사람은 음성입니다.

HBV DNA

B형간염 바이러스가 혈액 속에 얼마나 있는지를 알 수 있는 지표입니다.

구체적으로 바이러스가 얼마나 증식했는지를 알려줍니다. HBeAg 검사와 시사하는 바가 비슷하지만 큰 차이가 있습니다. 일부 만성B형간염 바이러스 보유자는 바이러스가 증식해도 HBeAg은 음성일 수 있습니다. HBV DNA 검사를 하면 확인할 수 있습니다.

항바이러스 치료할 때 HBV DNA의 움직임으로 약에 대한 반응을 알 수 있습니다. 항바이러스 치료 시 HBV DNA와 HBeAg은 변화하는 양상이 다릅니다.

두 검사를 모두 참고해야 치료 경과를 알 수 있습니다. 보통 항바이러스 치료를 하면 HBV DNA는 더 쉽게 음전화가 됩니다. 그런데 HBV DNA만 음전이 되고, HBeAg가 음전이 되지 않았는데 치료를 중단하면 재발 우려가 높아집니다. 치료약은 평생 복용하거나 s항원 소실 후에도 계속 복용해야 한다는 주장도 있습니다.

7

B형간염 치료제의 진화 과정

—

　예전에 B형간염은 불치의 병이었습니다. 합병증이 생기기 전까지는 무심히 생활하다가 복수나 황달 같은 증상이 나타나고 나서야 병원에 가서 치료를 시작했습니다. 치료약이 없었기 때문에 치료라고 해봐야 복수를 빼는 게 전부였습니다. 그래서 당시 사람들은 민간요법에 매달렸습니다.

　1970년대 후반, 30대였던 제 형님들에게 간경변이 찾아왔을 때는 시골집 초가지붕을 헐어서 그 안에 사는 굼벵이를 잡아 먹거나 지렁이를 삶아서 환으로 만들어 복용하기도 했습니다.
　민간요법에 의존할 수밖에 없던 시절이다 보니 어머니와 형님들이 변변한 치료 한번 못 받아보고 돌아가셨습니다.

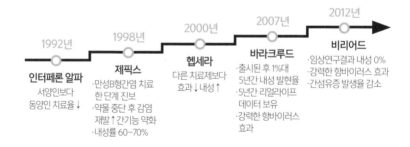

—— 연도별 만성B형간염 치료제 진화 과정

그러다가 제픽스라는 에이즈 치료약이 개발되었습니다. 이 약이 B형간염에 좋다는 연구 결과가 나오면서 간염 치료의 전환점이 되었습니다. 그러나 제픽스의 문제는 복용 후 5년이면 내성이 생긴다는 것이었습니다. 내성률이 무려 70%나 되었기에 복용 시점을 최대한 늦추어야 했습니다. 먼저 자연혈청전환이 되기를 6개월 정도 기다렸다가 복용하고, 간수치가 정상으로 돌아오고, e항원이 음성이 되면 바로 복용을 중단했습니다.

제픽스의 내성 문제를 해결한 것이 바라크루드였습니다. 2007년에 출시된 이 약은 내성이 거의 없어서 간염 치료의 새로운 길을 열었습니다. 더 획기적인 약이 2012년에 출시된 비리어드입니다. 내성 제로에 아무 때나 먹어도 되는 편리함까지 갖춘 이 약은 B형간염 치료를 거의 완치 수준까지 끌어올렸습니다. 신약 연구는 더욱 앞으로 나아갔고, 뒤이어 비리어드의 부작용을 개선한 베믈리디 Vemlidy가 나왔습니다. 이때부터는 약을 조기에 먹는 추세로 변했습니다.

다국적 제약사들을 중심으로 간염 치료약이 꾸준히 개발되고 있기는 하지만, 이를 국내에 도입하고 처방하는 데 있어 우리 의료계의 입장은 상당히 보수적입니다. 그래서 저는 국내 자료보다도 해외에서 발표된 자료를 주로 찾아보고 인용해서 글을 씁니다.

2017년 10월에 미국에 가서 간 전문의인 친구를 만나 많은 얘기를 나눴습니다. 미국은 우리와 의료 시스템도 다르고 간염 바이러스 보유자도 훨씬 적습니다. 그런데 간수치와 관계없이 DNA 수치만 높으면 항바이러스제를 처방해준다고 합니다. 유럽도 마찬가지라 합니다. 그런데 우리나라는 의료체계와 건강보험 재정, 보수적인 의료계의 관행이 맞물려 공격적인 투약을 통한 치료를 못 하고 있습니다. 그나마 2018년 진료가이드라인에는 정상 ALT 수치 기준이 남자 34, 여자 30으로 낮춰졌지만, 현재까지 이를 제대로 활용하지 못하고 있습니다.

간염 바이러스는 저절로 없어지지 않습니다. 결국 항바이러스제를 먹어야 합니다. 지금 선진국에서는 항바이러스제가 고혈압 약처럼 예방약으로 처방되고 있습니다. 선제적 투약 등의 예방의료야말로 간염 바이러스를 극복하는 길입니다.

8
간경변이면 우리 몸은 어떻게 반응할까?

—

    간경변이 진행되면 당연히 간기능이 떨어집니다. 간경변 초기에는 일반적으로 지방간과 같은 증세가 나타납니다. 입맛이 없고 몸이 피곤하며, 황달지수(빌리루빈)가 상승합니다. 말기로 진행되면 간에서 알부민을 충분히 만들지 못해 복강 내에 물이 차게 됩니다. 심하면 식도정맥류로 인해 혈관이 터지면서 피를 토하기도 합니다.

    간경변은 간이 굳는 것을 말합니다. 부드럽고 말랑말랑하던 간이 딱딱하게 굳는 이유는 간에 상처가 생겼기 때문입니다. 피부에 상처가 생기면 흉터가 자리 잡고 그 부분이 딱딱해지는 것과 같은 원리입니다.

    간에 상처가 생기는 이유는 앞에서도 설명했듯이 자가면역성에 의해 간세포가 파괴되거나 기타 원인으로 간세포가 손상되기 때문입니다.

간 전체에 이런 흉터가 많으면 전체적으로 딱딱해지면서 간의 크기도 줄어듭니다. 이런 상태를 간경변이라고 합니다. 간경변의 정도는 혈액검사만으로 알아낼 수 없습니다.

예를 들어 간 조직이 60% 이상 파괴되었더라도 AST와 ALT 수치가 정상으로 나올 수 있으며, 반대로 단 10%만 경화되었어도 비정상적으로 높은 수치가 나올 수 있습니다. 이것은 혈액검사로 측정하는 AST와 ALT가 간의 나쁜 정도를 나타내는 지표가 아니기 때문입니다. 이것들은 그저 단백질에서 생산된 아미노산을 다른 아미노산으로 바꾸는 역할을 하는 효소에 지나지 않습니다. 우리 몸에 특수한 아미노산이 필요하면 많이 나오고, 필요 없으면 적게 나옵니다. 가령 특수한 아미노산이 필요해서 이들 효소가 다량 분비되고 있는데, 간세포의 어느 한 부분이 파괴되었다면 당연히 그 성분이 혈액 속으로 쏟아져 나올 테고, 그러면 수치가 높을 수밖에 없습니다. 따라서 AST와 ALT 수치로는 간이 경화된 정도를 모릅니다.

9

간이 나쁜 사람은
왜 혈관에서 수분이 빠져나올까?

첫 번째 이유는 간세포가 많이 상해 알부민을 생산하지 못하기 때문입니다. 간세포에서 만들어내는 알부민은 마치 스펀지처럼 혈관 속 수분을 품어주는 역할을 합니다. 그런데 알부민이 부족하면 혈관에 수분을 품고 있을 수 없게 되고, 따라서 수분이 혈관 밖으로 빠져나가는 것입니다.

두 번째 이유는 음식을 짜게 먹기 때문입니다. 보통 세포 속의 염분 농도는 0.9%가 정상인데 염분을 과도하게 섭취하면 이를 희석하기 위해 세포 속의 수분이 밖으로 빠져나와 혈관으로 들어가게 됩니다. 계속 짜게 먹으면 혈관에서 수분이 빠져 복강으로 들어갑니다. 이로 인해 복수가 차는 것입니다. 따라서 간이 나쁜 사람은 절대 짜게 먹어서는 안 됩니다.

10
간암은 어떻게 생기나?

—

간암 발생 과정

간암이 다른 장기의 암과 다른 점은 바이러스성 만성간염 등 만성간질환에서 간세포성 결절이 여러 단계(재생결절→이형성결절→초기 간암→진행성 간암)를 거쳐 간암으로 발전한다는 점입니다. 이러한 특성으로 인해 간암은 불량한 예후를 보입니다. 만성간질환이 진행하는 과정에서 이형성결절이 생기고, 그 속에서 암이 발생하기 때문에 조기진단이 쉽지 않습니다. 그리고 간암을 수술해도 다른 부위에 암이 새로 생기거나 재발할 우려가 높습니다.

간세포성 결절의 변화

만성간질환에서 염증으로 간 조직의 손상 및 재생이 반복되는 과정

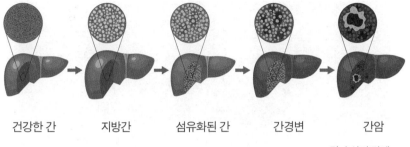

| 건강한 간 | 지방간 | 섬유화된 간 | 간경변 | 간암 |

—— 간 손상의 단계

에서 국소적으로 바이러스가 증식한 간실질이 섬유성 격막으로 둘러싸이는 재생결절이 발생합니다. 재생결절이 종양으로 발전하면 이형성결절이 생기고, 이것의 비정형 정도가 높아지면 저등급에서 고등급으로 이행합니다. 이형성결절이 악성으로 변형할 경우, 간암으로 이행하며, 악성도가 높아짐에 따라 진행성 간암으로 이행하게 됩니다.

간암 발생과정 중에 나타나는 간세포성 결절의 중요한 변화는 결절 내 신생혈관 증식, 결절 내 물질 침착, 쿠퍼세포 기능과 수의 소실, 담도 기능 저하입니다. 결절의 병리학적, 기능적 변화는 CT, MRI로 관찰할 수 있습니다.

이형성결절과 초기 간암의 영상 소견

고분화 간암은 신생혈관 형성이 진행 간암에 비해 적은 저혈관성을 보여 역동적 조영증강 패턴만으로는 이형성결절과 구분하기 어렵습니다. 그러나 프리모비스트 MRI 영상으로 보면 구별이 가능합니다.

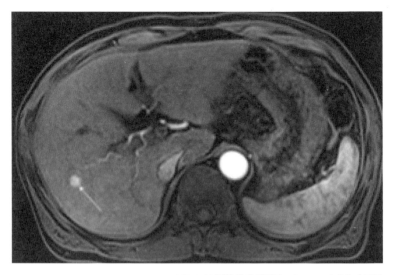

—— 3T MRI로 명확하게 진단된 1.3cm 크기의 초기 간암

또한 결절 내 결절 Nodule in nodule 소견은 이형성결절 내에 간암 병변이 발생한 것을 시사하며, 이러면 간암의 분화도는 좋은 경우가 많습니다.

진행성 간암의 영상 소견

최근 새로운 프리모비스트 MRI 영상 기법이 개발되고, 영상의 질이 급속히 좋아지면서 간암 발생 과정의 각 단계를 구별할 수 있게 되었습니다. 궁극적으로 간암의 조기 발견 및 치료가 가능하게 된 것입니다.

11

통계자료로 살펴본 간암 발병률

⎯

B형간염을 치료하지 않으면 어떻게 간질환이 발전되는지 일목요연하게 통계자료를 정리했습니다. 병원에도 통계자료가 있지만, 조금씩 차이가 있어서 대한간학회와 대한간암학회 자료를 기준으로 했습니다.

(1) 수직감염은 90% 이상 만성간염으로 진행됩니다. 만성간염은 5년 내 23%가 간경변으로 변모합니다. 약 22년이 지나면 만성간염은 전부 간경변으로 발전합니다.

(2) 만성간염은 연간 0.5~1%가 간암으로 발전하는데, 50년이 지나면 25~50%가 간암이 됩니다. 만성간염이나 간의 섬유화가 간암

발병의 원인입니다.

(3) 간경변은 치료를 안 하면 연간 2~6%가 간암으로 진행되는데, 발병부터 빠르면 17년 만에, 늦어도 50년이 지나면 100% 간암이 발병합니다. 결국, 간경변은 100% 간암이 됩니다.

(4) 남성이 여성보다 2~4배 간암 발병률이 높은 것은 음주, 흡연, 남성 호르몬 안드로젠의 자극 등이 원인이라고 추측합니다. 간암 발병은 50~59세에 많고, 남녀 비율은 3:1입니다.

(5) 정기검진을 받을 경우에는 60%가 1기에, 받지 않을 시에는 63%가 3기에 간암을 발견합니다.

12

간암이 전이된다면 어느 곳이 먼저인가?

—

암이란 세포가 정상 상태를 벗어나 제멋대로 분열하고 증식해 퍼지는 것입니다. 따라서 암환자들은 누구나 전이에 대한 두려움을 지니고 있습니다. 1기나 2기 암은 전이가 매우 드물지만, 3기 말 이상에서는 전이 가능성이 커집니다.

간암세포는 주로 혈관으로 침투해 간 주위의 다른 부위로 번져나가는데, 가장 흔히 전이되는 곳이 폐, 림프샘, 뼈 등입니다.

정기적으로 간 CT나 MRI, 폐 촬영 등으로 추적합니다. 척추의 일부, 갈비뼈, 골반 등은 간 CT에서 보이지만, 척추의 나머지 부분과 다른 부위의 뼈는 보이지 않기 때문에 증세가 나타나면 뼈 스캔을 해야 합니다.

13
간의 이형성결절은 간암의 전조

—

　일본의 연구자들이 의학 잡지 "캔서 Cancer"에 보고한 바에 따르면, 만성 바이러스성 간염과 간경변증 환자 중에서 이형성결절이 간암으로 발전하는 경우가 자주 나타난다고 합니다.

　도쿄에 있는 도라노몬 병원의 고바야시 박사와 동료 연구자들은 영상기술의 발전으로 인해 간질환 환자들에게서 작은 결절성 병변을 찾을 수 있게 되었다고 언급했습니다.

　이러한 상황에서 어느 인자가 간암의 발생과 관련될 수 있는지를 밝히기 위해 연구자들은 154명의 환자를 추적관찰했습니다. 연구 시작 시점에는 간암환자가 한 명도 없었습니다.

　2.8년의 추적관찰 기간 동안 관찰된 결절 중 29개(18.8%)가 간암이 되었습니다. 간암 발생률은 낮은 등급보다 높은 등급의 이형성결

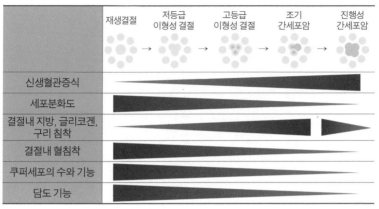

	재생결절	저등급 이형성 결절	고등급 이형성 결절	조기 간세포암	진행성 간세포암
신생혈관증식					
세포분화도					
결절내 지방, 글리코겐, 구리 침착					
결절내 혈침착					
쿠퍼세포의 수와 기능					
담도 기능					

──── 다단계 간세포암 발생과정 및 병라생화학적 변화의 모식도

출처: Cancer 2006;106:636~647

절에서 더 높았습니다.

예를 들면 추적관찰 1년째에 높은 등급의 간암 발생률은 46.2%였고, 5년째에는 80.8%였습니다. 낮은 등급의 간암 발생률이 1년째에 2.6%였고, 5년째에 36.6%였던 것과 대비됩니다.

간암 연간 발생률은 높은 등급의 이형성결절 환자에서 20%였고, 낮은 등급에서는 10%였습니다. 전체적인 간암 누적 발생률은 1년째에 7.0%였고, 3년째에 19.9%, 5년째에 27.4%였습니다.

조직병리학적 진단으로 볼 때는 종양의 직경이 14mm를 초과하는 경우, 나이가 60세 이상인 경우, 그리고 간결절에서 간문맥 혈류가 감소해 있는 경우가 암 발생과 관련된 인자였습니다.

연구자들은 "추적관찰 기간에 나타난 변화를 고려할 때, 종양 직경의 확장이 암으로 전환되는 것을 시사하는 가장 중요한 단서"라고 결론지었습니다.

14
간은 정말 재생되는가?

—

간은 절제 후 재생하는 것이 아니라 부피가 커지는 것입니다. 즉 기존 간세포의 부피가 증가하는 것입니다. 물론 일부 재생도 합니다. 다만 간경변이 심한 분은 절제부위가 회복되지 않을 수도 있습니다.

흔히 간의 안 좋은 부분을 잘라내면 새로운 간이 자라서 오히려 간의 기능이 더 좋아질 거로 생각하시는 분이 있습니다. 애석하지만 그런 일은 없습니다. 신기하게도 부피가 커지긴 하는데, 마냥 커지는 게 아니라 원래 크기 이내까지만 커집니다. 포유류의 간을 잘라내거나 약물 등으로 손상했을 때 생기는 보상성 비대 Compensatory Hypertrophy와 같은 것으로 생각하시면 됩니다. 그러므로 간이 재생이 잘 되는 장기라는 말은 엄밀히 얘기하면 맞지 않습니다.

그 메커니즘을 밝힌 것이 일본 동경대 미야지마 교수를 비롯한 연구팀입니다. 의학 전문 학술 잡지 "생물학 동향 Current Biology" 인터넷 판에 실린 연구 논문에 따르면 연구팀은 쥐 실험을 통해 약 70%를 절제한 간이 재생하기까지의 세포 분열 횟수를 계산한 결과, 세포 1개당 평균 0.7회였고, 이는 간이 완전히 재생하는 데 부족함이 없는 수였다고 설명합니다. 재생 후의 세포를 현미경으로 관찰한 결과, 세포의 크기(면적)는 평균 1.5배로 증가한 것으로 확인됐습니다. 즉 세포 수의 증가보다 기존 세포가 비대해짐에 따라 원래의 크기를 회복했다는 것이 연구팀의 설명입니다.

자연 경과에 영향을 미치는 인자들

만성B형간염에서 간경변으로 가는 5년 누적 간경변 발생률은 일반적으로 8~20%로 알려져 있습니다. 10년 16~40%, 20년 32~80%가 간경변으로 진행된다고 가정하면 수직감염된 분은 언젠가는 간경변으로 이행한다고 보면 됩니다. 우리나라에서는 60세가 되면 거의 간경변으로 진행하고, 간암은 약 20% 발병한다고 합니다.

우리나라에서 간경변 발생은 5.1%/연의 빈도로 5년 누적 발생률이 23%, 간암 발생은 0.8%/연의 빈도로 5년 누적 발생률이 3%인 것으로 보고되었습니다.

간경변은 10년 46%, 20년 92%, 간암은 10년 6%, 20년 12%, 30년 18%, 40년 24% 발생합니다.

간경변 혹은 간암으로의 진행에 영향을 미치는 위험 인자들은 인구학적, 환경 혹은 사회적 및 바이러스 요인으로 나누어 볼 수 있습니다.

남성은 간경변과 간암의 독립적인 위험 인자이며, 여성보다 3~6배 발생 위험이 높습니다.

40세 이상이 40세 미만보다 매우 높은데, 연령이 높아질수록 B형간염에 오랫동안 노출되있기 때문이라 생각합니다.

간암의 가족력도 위험 인자입니다.

환경 혹은 사회적 요인으로는 알코올 섭취, 아플라톡신(Aflatoxin; 부패한 음식물 곰팡이에서 나오는 독소) 및 흡연이 있습니다.

비만, 대사 증후군, 당뇨병 및 지방간의 존재가 만성B형 간염환자에서 향후 간 섬유화 및 간암 발생 위험 인자로 제시되고 있습니다.

위 진료가이드라인에 나오는 통계치는 치료(복용)를 안 했을 때의 통계입니다. 결국 평균 수명이 길어져도 간암 발병률은 줄지 않습니다.

15

간기능검사 시 꼭 알아야 할 항목

＿＿

간기능 기본검사에는 항목이 상당히 많습니다. 그중에서 알부민, 총빌리루빈, 혈소판 수치 PLT, 알파태아단백 AFP, 그리고 간수치 AST, ALT는 볼 줄 알아야 자신의 간 상태가 어느 정도인지 파악할 수 있습니다. 검사비는 만 원 정도입니다.

추가 검사 항목으로는 s항원 항체, e항원 항체, DNA 바이러스 검사가 있는데, 각각 2만 원 정도 추가 비용이 듭니다. 이 중 s항원 항체 검사는 평생 한 번 정도 하면 되고, e항원 항체 검사는 음성이면 다시 할 필요가 없습니다. 내과에서 이런 검사를 자주 하는 것은 과잉 진료입니다.

DNA 검사는 항바이러스제 복용 전과 복용 후 검출이 한계치 이하가 될 때까지는 자주 하고, 한계치 이하로 떨어지면 매년 한 번 정도만 하면 됩니다.

이 정도만 해도 본인의 기본적인 상태를 파악하고 관리할 수 있습니다.

알부민 수치가 3.2 이하로 내려가면 복수의 위험이 있고, 총 빌리루빈 수치는 1.2 이하가 정상이며, 그 이상 올라가면 황달이 올 수 있습니다.

혈소판 수치는 유일하게 간 상태를 알 수 있는 지표입니다. 보통 150,000까지는 정상이고, 그 이하로 내려가면 간 섬유화, 간경변이 심하다고 생각하시면 됩니다. 물론 절대적인 기준은 아닙니다.

16
MRI 급여 인정 횟수
2019년 11월 1일 개정

————

(1) 간암 치료 후: 2회/연(2년), 그 후 1회/연

(2) 타 진단장비 이용이 불가하여 MRI 촬영이 불가피한 경우

　(사구체여과율 60ml/min 이하의 신장기능 저하 환자로 조영제 사용이 불

　가능한 환자, 임산부 등): 3회/연(5년), 그후 1회/연

(3) 간세포암 의중 소견시: 3~6개월 후 1회

(4) 간선종: 1회/2년(최대 6년)

(5) 간이형결절: 1회/연(최대 5년)

(6) 간세포암 혈액표지자의 지속적 상승(50% 이상 상승 2회 이상 등)

　상기 사항에도 불구하고 환자 상태의 변화 또는 새로운 병변 발생
등 진료상 추가 필요성이 있는 경우에 인정함.

간을 들이다
용어와 특징

1
혈액검사 지표 읽기

—

간염 유무 판독

표면항원 HBsAg

B형간염 바이러스가 간세포로 들어갈 때 세포막 바깥에 벗어 놓은 껍데기입니다. 이것이 양성이면 B형간염 바이러스에 감염된 것입니다. s항원이 있더라도 e항체가 있고, 모든 기능이 정상이면 간염은 아닙니다. 일반인과 차이 없는 바이러스 보유자일 뿐입니다.

표면항체 HBsAb

표면항원에 대한 항체. B형간염 바이러스가 침입했을 때 이를 중화시켜 간세포가 감염되지 않도록 합니다.

e항원 HBeAg

B형간염 바이러스가 증식할 때 만들어지는 중간물질로 이것이 양성이면 바이러스가 활발히 증식하고 있음을 의미합니다.

e항체 HBeAb

e항원에 대한 항체로, e항원이 소멸하는 시기에 나타납니다. 서양에서는 e항원이 소멸하고, 항체가 만들어지면 간염이 나았다고 합니다. 하지만 실상 e항체가 생겨도 간수치나 DNA 수치가 높아지는 경우가 많습니다. 이럴 경우 대부분 간경변으로 넘어갑니다.

HBV DNA

B형간염 바이러스 유전자. 양성이면 우리 몸 안에서 바이러스가 복제되고 있는 겁니다.

간기능 판독

AST, ALT

AST는 간세포가 파괴될 때 세포질에서 쏟아져 나오는 효소로 다른 세포에도 존재합니다. 정상범위는 0~40UL로 만성간염에서는 수치가 300 이하이지만, 급성의 경우에는 500 이상이 되기도 합니다. 간경변, 간암일 때는 AST>ALT인 경우가 대부분이고, 수치가 300을 넘는 경우는 드뭅니다. ALT는 정상범위가 0~40UL(2018년 가이드라인에서는 정상 간수치가 ALT 남자 34, 여자 30으로 개정되었음)이며, 간세포가 파괴될 때 쏟아져 나오는 효소로 간세포에만 존재합니다. 따라서 이 수치의 증가는 간세포 손상을 의미합니다. 바이러스성 간염일 때에는 대개 ALT〉AST 경향을 보입니다.

AST 또는 ALT가 유출되어 혈중농도가 증가하는 경우에는 수치가 상승하고, 이를 통해 간염의 정도를 대략 알 수 있습니다. 일반인들은 이를 흔히 '간수치' 또는 '간염 수치'라고 부릅니다.

빌리루빈 Bilirubin; 황달을 반영하는 검사치 – 높으면 안 됨

간은 담즙을 만들어 배출합니다. 그런데 제 기능을 하는 세포의 수가 충분치 않으면 간의 담즙 배출 기능에 장애가 생기고, 혈중 빌리루빈이 증가하게 됩니다. 만성간염이 심하거나 진행된 간경변증이 있을 때, 이러한 소견을 볼 수 있습니다. 간경변환자에게 황달은 잔여 간기능의 정도를 시사하는 지표 중 하나입니다.

총빌리루빈 T. bilirubin은 0.2~1.2mg/100mL, 직접빌리루빈 D. bilirubin은 0~0.5mg/100mL이 정상범위입니다. 빌리루빈이 증가하면 눈 흰자위나 피부가 황색으로 변하는 증상인 황달이 일어나게 됩니다. 빌리루빈은 적혈구가 파괴되어 생성되며, 간에서 글루콘산 Gluconic acid과 결합해 직접빌리루빈으로 변하고 담즙으로 분비되게 됩니다. 총빌리루빈이 증가하면 급성간염, 직접빌리루빈이 증가하면 만성간염으로 판단합니다.

알부민 Albumin – 낮으면 안 됨

알부민은 혈청단백질의 50~60%를 차지하며, 간에서 생성됩니다. 간에서 만들어지는 단백질의 1/4을 차지할 정도로 주요 단백질입니다. 따라서 기능을 하는 간세포의 수가 충분치 않으면 알부민이 제대로 만들어지지 못합니다. 그러므로 혈청 알부민 농도 역시 잔여 간기능의 정도를 파악할 수 있는 지표 중 하나입니다.

알부민 수치가 낮으면 몸이 붓는 증상이 나타날 수 있습니다. 그 이유는 알부민이 간에 수분을 잡아놓는 역할과 혈액의 삼투압 조절 기능을 하기 때문입니다. 정상범위는 3.5~5.2g/100mL이며, 알부민이 감소하면 간기능의 저하로 합성 능력이 떨어집니다. 다만 반드시 그렇지는 않기에 A(알부민)/G(총단백-알부민) 비율을 검토할 필요가 있습니다.

알칼리성 포스파타제 Alkaline Phosphatase; ALP – 높으면 안 됨

만성간염이나 간경변일 때도 수치가 올라갈 수 있으나, 대개 만들어진 담즙이 간세포에서 잘 배출되지 못하거나 담도가 막혔을 때, 현저히 증가합니다. 간에 종양이 생겼을 때도 올라갈 수 있습니다. 간 이외에는 골骨질환이 있을 때 올라갈 수 있습니다. 정상수치는 30~115㎕로 담즙 정체, 폐쇄성 황달, 간암, 간으로 전이된 악성종양 시 고도의 상승을 보입니다. 바이러스성 간염이나 간경변에서는 AST, ALT의 상승이 현저한 데 비해 ALP 수치는 약간 상승합니다.

감마 GTP Gamma Glutamyltranspeptidase; γ-GPT, GGT – 높으면 안 됨

알칼리성 포스파타제와 임상적인 의미는 비슷합니다. 알칼리성 포스파타제 증가 시, 그것이 간질환 또는 간 이외 질환의 징후인지를 감별할 때 GGT가 도움이 됩니다.

GGT가 상승할 때, 알칼리성 포스파타제도 함께 상승하면 간질환일 가능성이 큽니다. 특히 술을 많이 마시면 GGT가 상승하기 때문에 음주 여부를 측정할 때, 도움이 됩니다.

프로트롬빈 시간 Prothrombin Time; PT – 높으면 안 됨

간세포에서는 혈액응고인자를 만들어내는데, 작업하는 간세포가 충분치 않으면 이것이 제대로 생산되지 않아서 혈액응고가 지연될 수 있습니다. 프로트롬빈 시간은 혈액응고 시간을 직접 측정하는 검사로 잔여 간기능을 평가하는 지표 중의 하나입니다. 일반적으로 실시하는 검사는 아닙니다.

알파태아단백 AFP – 높으면 안 됨

간암에 걸렸는지를 보는 검사입니다. 정상수치는 0~7ng/mL로, 간암환자의 70%에서 수치가 3,000 이상으로 증가합니다. 간염, 간경변일 때도 증가하지만, 대부분 200ng/mL 이하입니다. 간염 바이러스 e항원 HBeAg이 양성일 때, 간세포의 파괴와 재생이 일어나면서 3,000~4,000까지 상승하는 경우도 있습니다.

초기 간암에 걸린 환자 중 60~70%가 알파태아단백 AFP 수치가 정상보다 상승하므로 간암을 선별해내고 진단하는 데 유용합니다. 수치가 500 이상(정상치는 7 이하)으로 나타나고, 초음파나 CT, MRI 촬영으로 덩어리가 포착되는 경우에는 조직검사 없이도 간암 진단을 내릴 수 있습니다. 간염환자의 AFP 수치는 흔히 상승하지만, 검사를 반복할 경우 측정치가 낮아집니다.

AFP 수치가 상승하면 대부분 간암과 연관된 것으로 볼 수 있습니다만, 실제로 간암환자의 30~40% 정도는 정상적인 AFP 수치를 보입니다. 이 경우에는 초음파나 CT, MRI 촬영을 통해 덩어리가 검출되어야만 간암이라 진단할 수 있습니다. 다시 말하자면 이 수치는 오를 수도, 안 오를 수도 있습니다.

총단백 Total Protein – 낮으면 안 됨

혈청에 존재하는 각종 단백질의 합입니다. 탈수증이나 다발성골수증 외에 병적으로 증가하는 경우는 없습니다. 이 수치가 감소하면 간경변이나 만성간염을 의심할 수 있습니다. 정상수치는 6.4~8.0g/100mL입니다.

혈액검사 중 간과 관련된 수치 판독

PLT Paltelet Count : 혈소판 수

정상범위는 150,000~450,000/㎣입니다. 혈소판은 수명이 1주일 정도이고, 이것이 감소하면 혈관수축이 잘 안 되기 때문에 지혈이 지연되거나 출혈이 잘 생깁니다.

만성간질환이나 간경변에서는 비장비대 Splenomegaly에 비례해서 혈소판 수가 감소하는 현상이 나타납니다.

비장은 면역 기구로 T세포와 대식세포가 가득합니다. 바이러스나 암세포를 제거하는 과정에서 혈소판도 파괴되는데, 그러면 비장이 붓습니다.

WBC White Blood Cell Count : 백혈구 수

정상범위는 4,000~10,000/mm^3입니다. 백혈구가 증가하면 염증, 조직괴사, 종양, 바이러스 감염, 백혈병 등을 의심하며, 백혈구가 감소하면 비장비대, 재생불량성빈혈, 골수부전증 등이 나타납니다.

2
DNA 검사의 중요성

—

(1) 간염의 주범인 DNA 간염 바이러스는 염증, 섬유화, 간경변, 간암으로 진행하게 합니다.

(2) 면역관용기라고 해도 안심하면 안 됩니다. 40UL 이내의 정상 간수치라도 간질환으로 악화될 수 있습니다.

최근 논문이나 2015년 가이드라인에서도 언급했지만, 정상 간수치인데도 막상 개복해 보면 의외로 진행이 많이 된 경우가 있습니다. 그렇다고 매번 개복해서 들여다볼 수도 없으니 답답한 노릇입니다. 그나마 미국처럼 이상적인 정상 간수치를 남자 30 이내, 여자 19 이내로 낮춘다면 조금은 안심할 수 있을 겁니다.

(3) 면역관용기 때도 DNA 수치는 계속 체크해야 합니다. DNA 수치가 억대를 유지하고 있다가 갑자기 줄어든다면 간수치가 정상이라도 면역제거기로 들어가고 있다고 봐야 합니다. 그럴 때는 더 자주 간수치 검사를 해서 급여기준에 해당하면 바로 항바이러스제를 처방받아야 합니다.

(4) 초기 항바이러스제는 내성이 생길까 염려돼 장기간 복용하지 못했습니다. 면역제거기를 기다렸다가 자연혈청전환이 되면 다행이고, 안 되면 복용을 했습니다. 이 과정에서 간염을 심하게 앓아 섬유화나 간경변까지 진행되는 경우가 적지 않았습니다. 이때 자연혈청전환이 된 사람 중에도 초음파 진단에서 거친 간 소견을 보이는 이가 꽤 있었습니다. 이럴 경우에는 간암에서 벗어날 수 없습니다.

최근 내성 없는 약이 나오면서 면역제거기에 접어들면 바로 처방해주는 이유가 바로 정상적인 간 상태를 유지해 간암 발병을 줄이기 위함입니다.

(5) 항바이러스제 복용을 시작하면 1년 이내에는 DNA 수치가 거의 검출한계 이하로 떨어지고, 간수치도 정상범위로 내려옵니다. 간혹 DNA 수치가 좀 늦게 떨어지는 사람이 있는데, 조금씩이라도 계속 내려가고 있으면 괜찮은 것이라고 합니다.

비리어드 복용하시는 분 중 일부에서 DNA 수치가 약간 검출되

었다 안되었다 하는데, 내성이 생긴 것은 아니므로 계속 복용해
도 된다고 합니다. 이것을 부분 반응이라고 하는데, 유럽에서는
이럴 경우 바라크루드로 변경하기도 합니다. 우리나라에서는 일
부 의사분이 바라크루드와 같이 처방을 해주기도 합니다.

보통 복용을 시작하면 1년 이내에 간수치도 정상으로 내려오는
데, 저는 지방간이어서 그런지 거의 2년이 되어서야 수치가 30 미
만으로 떨어졌습니다.

(6) 자연혈청전환 후 DNA가 조금씩이라도 검출이 되면 검사를 더
자주 해서 측정오차인지, 재활성되었는지를 반드시 확인해야 합
니다.

원래 가이드라인에는 e항원음성에서 DNA 수치가 10,000copies/
mL 이내이면 처방이 안 된다고 합니다. 그런데 자연혈청전환이
되면서 간 손상이 얼마나 있었냐에 따라서 조금 다를 수가 있습
니다. 특히 가족력에 따라서 달라집니다. 같은 B형 바이러스라도
가족력에 따라 간경변으로 진행하기도 하고, 간암으로 가기도 합
니다. 가족력에 간암이 있고, DNA가 검출되었다면 바로 항바이
러스제를 복용하는 것이 좋습니다.

(7) e항원음성에서 DNA가 검출되면 급여기준에 들기 어렵습니다.
게다가 재활성되면 간 손상이 빨리 진행되기도 합니다. 이런 경
우는 간수치도 많이 올라가지 않습니다. 정상치 이내를 유지하고

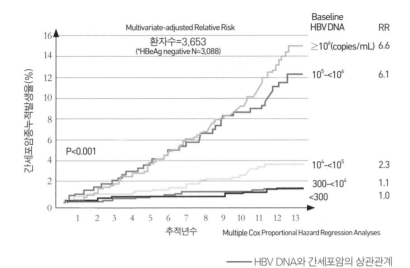

그래프 내 텍스트:
Multivariate-adjusted Relative Risk
환자수=3,653
(*HBeAg negative N=3,088)

간세포암종누적발생율(%)

P<0.001

추적년수   Multiple Cox Proportional Hazard Regression Analyses

Baseline HBV DNA | RR
$\geq10^6$(copies/mL) | 6.6
10^5-$<10^6$ | 6.1
10^4-$<10^5$ | 2.3
300-$<10^4$ | 1.1
<300 | 1.0

—— HBV DNA와 간세포암의 상관관계

있는데도 개복하면 의외로 상당히 진행된 경우도 많다고 합니다. 간수치가 안 올라가는 이유는 면역제거기 때 간 손상이 심해 거의 초기 간경변 상태이기 때문입니다. 그래서 e항원이 음성일 때는 DNA가 검출되면 무조건 약을 처방받아 먹는 것이 간암 예방의 지름길입니다.

(8) 항바이러스제를 복용하는 분들에게 있어 가장 중요한 것은 DNA가 검출되는지를 체크하는 것입니다. 장기간 복용하면 AST, ALT 수치는 거의 정상화됩니다.

복용했는데도 DNA가 검출됐다면 한두 번 더 검사해보고, 그래도 같은 결과이면 담당 의사와 상의하십시오. 내성이 생긴 거라면 약을 바꿔야 합니다.

(9) DNA 수치와 간암 발병은 깊은 상관관계가 있습니다. 수치를 검출한계 이하로 유지하는 것은 간암 예방을 위한 최선의 방법입니다.
그래프에서 보는 바와 같이 DNA 수치가 적을수록 간암 발병률은 낮아집니다.

3
DNA 검사 사례 연구

———

  요즘 새로 나오는 B형간염 바이러스 치료제의 특성을 살펴보면, 바이러스의 DNA를 얼마나 잘 감소시키느냐에 주목하고 있습니다. 왜 이렇게 DNA가 중요할까요?

  우리나라보다 더 많은 간염 바이러스 보유자(인구의 약 20%)가 존재하고, 섬이라는 지역 특성상 역학검사가 용이한 대만에서 10여 년간 대규모로 이루어진 연구 결과를 보면 간기능 손상을 말해주는 ALT 수치와 상관없이 혈액 중 바이러스의 양(DNA의 양)이 많을수록 간암이 발생할 가능성이 증가하고, 이는 간경변과도 밀접한 연관이 있습니다.

  또한 B형간염 바이러스 보유자 중 면역이 억제될 수밖에 없는, 심장 이식을 받은 74명의 환자에게 10년이 지난 후에 간 조직검사를 시행한 결과, 간수치가 50 이하로 정상에 가까운데도, 간 섬유증이나 간경변이 발생할 위험도가 높게 나타났습니다. 이는 면역이 억제된 상태에서는 더욱 신경 써서 DNA를 억제해야 한다는 사실을 일깨워줍니다.

다만 언제 항바이러스제 복용을 시작할지에 관해서는 여전히 의견이 분분합니다. 현재 우리나라의 급여기준만 본다면 면역관용기보다는 면역제거기에 들어가서 치료하는 것이 비용 면에서 낫습니다. 하지만 선진국은 이미 면역관용기부터 치료를 시작하고 있습니다. 간경변을 넘어 간암을 예방하기 위해 치료시기를 앞당기고 있는 겁니다.

4
HBV DNA 바이러스란 무엇인가?

—

HBV DNA란?

B형간염 바이러스의 유전정보를 포함하고 있는 부분을 말합니다. HBV DNA는 e항원과 같이 B형간염 바이러스의 안쪽에 자리 잡고 있으며, 혈중 HBV DNA가 양성으로 나오면 e항원이 양성인 것과 같은 의미입니다. 즉, 바이러스의 숫자가 활발하게 늘어나고 있고 간경변·간암으로 발전할 가능성이 높다는 뜻입니다.

HBV DNA는 B형간염 치료에 있어서 가장 중요한 예후 인자입니다. 이 수치가 음성이 되어야 앞으로 간경변이나 간암으로 진행하는 것을 막을 수 있습니다. 그러므로 간염검사 시 반드시 시행해야 합니다.

아래는 간염 진단 시에 중요한 기준입니다.

간수치 (AST, ALT)	정상	HBV-DNA	+	면역관용기 → 간수치가 정상이라도 향후 치료 대상
간수치 (AST, ALT)	증가	HBV-DNA	+	면역제거기 → 치료 대상
간수치 (AST, ALT)	정상	HBV-DNA	−	면역조절기 → 치료목표

DNA 검사 결과는 어떻게 보나요?

DNA 검사를 해서 수치가 검출한계 이상이면 '양성 Positive'이라고 합니다. 보통 20IU/mL을 기준으로 합니다. DNA 수치가 높으면 그만큼 좋지 않다고 볼 수 있습니다.

따로 DNA 검사를 해야 하는지?

혈액검사 항목 중 하나로 간수치 검사 AST, ALT나 e항원 검사 HBeAg, DNA 검사를 같이 할 수 있습니다. 의사가 DNA 검사를 하지 않는다면 해달라고 하면 됩니다

5
HBV DNA 검사 방법과 중요성

———

HBV DNA(RT-PCR)

측정 원리: Real time PCR

최저 측정 단위: 70copies/mL

측정범위: 70~1.0×10(10)copies/mL

(최대 100억 copies/mL까지 검출 가능)

가장 최근에 나온 정량검사법으로 검사 측정범위가 넓어서 정확한 바이러스 수치 검사가 가능합니다. 그래서 현재 많이 사용되고 있습니다.

우리 B형간염 환우에게는 이 수치가 가장 중요합니다. 이것에 의해서 간염도 앓고, 간경변, 간암도 발병하기 때문입니다. 면역관용기 때는 이 수치가 최고조에 도달해 측정 한계 이상을 찍습니다.

이것이 천만 IU/mL 이하 즉, 오천만 copies/mL 이내이면 간수치가 정상이라도 면역관용기가 아닐 수 있습니다. 이런 경우 재양전된 것일 수도 있습니다. 2018년 개정 가이드라인에서도 언급하고 있습니다.

모든 의학 가이드라인은 사람에게 적용되는 것이기에 임상실험과 데이터 근거에 의해서 확실히 검증되어야 합니다. 그래서 새로운 가설이 증명되는 데는 상당한 시간이 걸립니다.

다음 개정 가이드라인에서는 e항원이 음성이라도 DNA 바이러스가 양성이면 항바이러스제를 즉시 복용하도록 하는 등 예방 차원에서의 복약이 허용되었으면 좋겠습니다.

6
HBV DNA 계산법

—

(1) 정상범위

HBV DNA	정상수치	⟨	20 IU/mL	→ 20보다 작은 수가 나와야 함.
	정상수치	⟨	116 copies/mL	→ 116보다 작은 수가 나와야 함.

1 IU/mL = 5.8 copies/mL

이처럼 DNA 수치가 작은 값이 나와야 증식하지 않는 것으로 봅니다.

일반적으로 IU를 copies 단위로 전환할 때는 5.8배로 계산합니다.

예 1 만약 검사 결과가 3.44×10(4)IU/mL이라 나왔다면 34,400IU/mL이라 보면 됩니다.

10(4)는 0이 4개라는 뜻이기에 10,000을 곱하는 것입니다.

3.44×10,000 = 34,400 > 20IU/mL

검사 결과가 34,400으로 나왔다면 정상치를 한참 벗어난 바이러스 수치입니다.

copies로 환산하면 34,400×5.8이므로 199.520copies/mL가 됩니다.

예 2 검사 결과가 3.48010(5)copies/mL이면 348,000copies/mL라 보면 됩니다.

즉, 10(5)는 0이 5개 100,000을 곱하는 것입니다.

3.480×100,000 = 348,000 > 116copies/mL이 됩니다.

검사 결과가 348,000으로 나왔다면 정상치를 벗어난 바이러스 수치입니다.

(2) HBV $^{IU/mL}$가 2.64E +01이라고 검사지에 기록되어 있다면 2.64×10으로 26.4IU/mL가 됩니다. 01은 곱하기 10을 하라는 뜻입니다.

(3) HBV $^{copies/mL}$가 1.53E +02라고 기록되어 있다면 1.53×100으로 153copies/mL가 됩니다. 02는 곱하기 100을 하라는 뜻입니다.

(4) 검사지에 HBV가 30.5IU/mL이라고 적혀 있을 때, copies

로 환산할 때는 5.8배로 계산합니다. 30.5×5.8이므로 결과는
176.9copies/mL가 됩니다.

7

각종 항바이러스제의 차이점과 복용 효과

―――

항바이러스제는 라미부딘 Lamivudine (제픽스), 아데포비어 Adefovir (헵세라), 엔테카비어 Entecavir (바라크루드), 테노포비어 Tenofovir (비리어드)로 크게 분류할 수 있습니다.

제픽스, 헵세라는 간수치가 2배 이상 되었을 때 복용하면 치료효과가 크다고 합니다. 지금은 쓰지 않는 약이니 더 논할 필요는 없겠지만, 한때 명성을 날렸기에 요즘도 종종 이름이 거론됩니다.

바라크루드가 2007년, 비리어드가 2012년 말부터 나오면서 치료방법의 대전환이 일어났습니다. 2015년 진료가이드라인에도 분명히 언급되어 있지만, 이 두 가지 약이 예전 제픽스, 헵세라보다 항바이러스 효과가 월등히 좋다고 합니다. 바라크루드와 비리어드를 제픽스와 비교하면(96주 비교했을 때) 불검출률이 80% vs 39%로 나옵니다. 그만큼 항바이러스 효과가 탁월합니다.

제픽스, 헵세라 시절에는 내성 문제로 장기간 복용할 수 없었기 때문에 e항원이 음성으로 혈청전환되면 1년 정도 더 복용하다가 끊었습니다. 이때 혈청전환되는 확률이 ALT가 높을 때는 높고, 효과도 크다고 나와 있습니다. 그래서 지금도 그 시절 자료를 기억하는 일부 의사분이 이 약들을 얘기하는 것 같습니다.

단, e항원이 음성으로 변하는 혈청전환율은 예전 약이나 지금 약이나 크게 차이는 없습니다. 다만 복용하다가 중단하면 재발률이 50%가 넘기에 평생 약을 먹는 개념으로 바뀌었습니다. 지금은 혈청전환이 되건 안 되건 중요하지 않습니다. 예전에 혈청전환이 중요했던 이유는 내성 때문에 복용을 중단해야 할 경우를 고려했기 때문입니다.

제픽스, 헵세라는 2년을 복용해도 DNA 불검출률이 39~56% 정도밖에 안 되었지만, 바라크루드나 비리어드는 거의 95% 이상이 된다고 합니다.

최근 나온 베믈리디는 비리어드 부작용을 개선했다고 합니다. 이약은 비리어드보다 좀 더 강력한 항바이러스 효과를 발휘한답니다. 최근 자료에 의하면 항바이러스제가 바이러스를 억제하는 일 외에도 간 섬유화, 간경변을 개선하는 효과가 있다고 합니다. 간암 예방을 위해서는 s항원 소실 후에도 계속 복용하는 것이 좋습니다.

8
변종 바이러스, 프리코어 변이종

—

e항원은 우리 면역세포가 B형간염 바이러스를 공격하는 표지가 됩니다. 면역세포의 대대적인 공세가 펼쳐지면 B형간염 바이러스 가운데 e항원을 만드는 녀석들은 대부분 괴멸됩니다. 이때 일부의 e항원을 못 만드는 놈만이 남게 되는데, 이들이 다시 증식을 시작합니다. 재발 원인의 대부분은 e항원은 음성이지만 HBV DNA가 양성이기 때문입니다. 이런 것을 '프리코어 Pre-core 변이종'이라고 부릅니다.

e항원을 만드는 곳을 프리코어라고 하는데, 여기에서 변이가 일어난 겁니다. 이 프리코어 변이종은 원래의 바이러스보다 치료가 까다롭습니다.

항바이러스제를 먹으면 바이러스가 급격히 감소하지만, 약을 중단하면 재발할 우려가 높습니다. e항원음성으로 자연혈청전환되었다가도 재발하면 빠르게 진행됩니다.

저도 이런 경우였습니다. 재활성된 것을 모르고 있다가 3년 만에 간경변이 와 비리어드 복용을 시작했고, 그 후 1년 만에 간 절제수술까지 했습니다. 이때 간수치는 50을 넘은 적이 없습니다.

그래도 저는 운이 좋은 케이스입니다. 보통 까맣게 모르고 있다가 증상이 발현되고 나서야 병원을 찾는데, 그러면 대부분 3기 이상입니다. 그래서 미국이나 유럽에서는 e항원이 음성이라고 해도 DNA가 검출되면 바로 항바이러스제를 처방해줍니다.

변종 바이러스는 인체의 면역력으로는 대처할 수 없습니다.

적절한 항바이러스제 복용만이 이를 억제할 수 있습니다.

9
간기능검사 차일드-퓨 분류

간기능을 평가하는 방법 중 가장 널리 사용되는 것이 차일드-퓨 Child-pugh 분류입니다. 혈액 내 황달, 알부민 수치, 프로트롬빈 시간, 복수의 정도, 간성혼수 유무 등을 종합해서 5에서 15점까지 점수를 매겨서 A, B, C 등급으로 분류합니다. A등급은 정상적인 간기능을 일컫습니다. B등급은 중간이며, C등급은 간기능이 가장 안 좋은 경우입니다.

아무리 초기 암이라도 간기능이 나쁘면, 간이식 외 다른 치료법을 찾기 어렵고, 4기 암이라도 간기능이 좋으면 좀 더 적극적인 치료법을 적용할 수 있습니다. 위의 등급과 간기능 상태, 전신수행능력 등을 두루 파악한 후, 내과, 외과, 영상의학과, 방사선종양학과, 병리과 의사들이 함께 의논해 최선과 차선의 치료법을 정하게 됩니다.

차일드-퓨 등급 기준

총빌리루빈	2 이하	1점	2~3	2점	3 이상	3점
혈청 알부민	3.5 이상	1점	2.8~3.5	2점	2.8 이하	3점
프로트롬빈 시간에서 연장된 값(초)	4 미만	1점	4~6	2점	6 이상	3점
복수의 여부 및 중증도	복수 없음	1점	약으로 조절	2점	조절 안됨	3점
간성뇌증의 여부 및 중증도	간성뇌증 없음	1점	경도의 간성뇌증	2점	중증의 간성뇌증	3점

이렇게 5가지 항목에 각각 1점에서 3점까지 점수를 매기고, 이를 모두 더해서 최종 점수를 구합니다. 그러면 최소 5점에서 최고 15점이 나오게 됩니다.

A등급	2년 생존율 90%	5~6점	점수가 낮을수록 경과가 좋다
B등급	2년 생존율 70%	7~9점	
C등급	2년 생존율 20%	10~15점	

10

간 섬유화 진단 장치

파이브로스캔 Fibroscan을 이용한 간섬유화검사는 비침습적인 방식으로 신속하게 간의 굳기 정도를 측정하는 진단장비입니다. 객관적이고 정량적으로 간 섬유화의 정도를 파악할 수 있다는 장점이 있습니다. 기존의 검사 방법보다 단시간에 통증과 부작용 없이 간단하고 보다 정확하게 객관적인 검사 결괏값을 얻을 수 있습니다.

간섬유화검사는 순간탄성측정법을 이용해 간의 탄력도를 측정함으로써 간 섬유화의 유무 및 진행 정도를 진단하는 검사입니다. 간 내로 초음파를 보내면 지나간 거리와 시간이 나오므로 속도를 측정할 수 있습니다. 탄력성이 좋은 간은 초음파가 지나가는 속도가 느리지만, 간경변을 품은 간(섬유화가 많이 된 간)은 빠르게 지나가게 됩니다.

검사는 진동자와 초음파 변환기로 이루어진 탐촉자를 직접 간 부위의 갈비뼈 사이에 대고 진동을 줍니다. 그 과정에서 탄력 파동의 속도를 측정해 간 섬유화의 정도를 수치 ^{kPa}로 나타내줍니다. 섬유화가 많이 진행된 간일수록 수치가 높게 나타납니다.

간 섬유화 정도를 구분하는 수치

(연구 대상에 따라 조금씩 다름)

	Fibrosis(섬유화)	Cut off value(범위)
F0	간 섬유화 정상	4.9 (4.2~6.1)
F1	경증 간 섬유화	5.6 (4.7~6.9)
F2	의미 있는 간 섬유화	7.2 (5~8.7)
F3	진행된 간 섬유화	10.8 (9.4~13.6) 이상
F4	간경변	11.5 이상

Tip

—

파이브로스캔의 장점

(1) 비침습적인 검사로 통증과 부작용이 전혀 없습니다.

(2) 검사 시간이 짧고, 검사 결과를 바로 확인할 수 있으며, 높은 재현성을 보입니다.

(3) 검사자간 오차가 적으며, 반복 검사가 가능해 치료 전후로 추적관찰이 가능합니다.

(4) 간을 직접 대상으로 측정해 객관적이고, 정확도가 높습니다.

(5) 비만이나 지방간의 영향을 받지 않고 섬유화 정도를 측정할 수 있습니다.

(6) 검사의 분석 양(범위)은 3cm^{3}입니다. 간 조직검사 대비 100배의 면적 분석입니다.

– 광주 한정렬내과

11

C형간염에 대해

—

　요즘 간학회 의사들은 C형간염의 국가 조기 검진을 요구하고 있습니다. 40세, 66세 국가 검진을 추진하고 있는데, 그 이유는 C형간염은 조기에 발견해 약을 먹기만 해도 완치가 가능하기 때문입니다. C형간염은 B형간염과 중복되면 매우 치명적입니다. 아직 C형간염 검사를 받지 않은 분은 반드시 검사를 받아보시기 바랍니다.

　측정방법은 B형간염과 달리 HCV Ab 항체 검사를 합니다. 양성으로 나오면 예전에 C형간염을 앓은 후, 완치된 것인지, B형간염과 같이 변종 바이러스가 생긴 것인지 알기 위해 HCV RNA 검사를 해야 합니다. RNA 바이러스가 검출되면 바로 약을 먹으면 됩니다. HCV Ab가 음성으로 나오면 C형간염이 없는 것입니다.

　완치가 가능한 질환이니 꼭 검사받으시기 바랍니다.

12
간경변환자는 왜 비장이 커지나?

—

간경변으로 인해 간으로 유입되는 혈류가 지장을 받게 되면 피가 다른 곳으로 몰리면서 식도나 위에 정맥류가 생기거나, 비장이 커지는 현상이 일어납니다.

위의 안쪽 뒤에 있는 비장은 가장 큰 림프기관으로서 혈액 속이 혈구세포를 만들거나 제거하는 역할을 합니다. 비장이 너무 커지면 왼쪽 윗배 부위에 덩어리가 생겨 소화불량과 같은 증상을 일으킬 수 있으나, 심각한 증세는 별로 없습니다. 다만 혈액이 비장에 심하게 몰리면 혈소판과 백혈구 등 혈액세포의 수치가 다소 감소합니다.

13
재생결절이란?

―

    간결절에는 간경변 시에 나타나는 재생결절, 암으로 진행하는 이형결절과 양성결절이 있습니다. 간결절은 양성과 악성종양으로 나뉩니다. 양성종양은 단순한 혹이고, 암으로도 발전하지 않으므로 걱정할 필요가 없습니다. 양성종양으로는 물이 차 있는 낭종과 혈액이 차 있는 혈관종이 대표적입니다. 악성종양은 암을 말하므로 정밀검사가 필요합니다. 우선 간기능 이상 여부와 간염 바이러스, 즉 B형과 C형간염이 있는지 파악해야 합니다. 만성적인 간질환이 있다면 반드시 MRI 등의 정밀검사로 간암 등을 확인해야 합니다. 대개 낭종은 초음파검사로 구분이 잘 되지만, 혈관종과 암은 구분하지 못하는 경우도 있기 때문입니다. 만성적인 간질환이 없다면 양성종양인 혈관종(혈액이 차 있는 혹)일 가능성이 높습니다.

간결절 증상은 간이 작아지면서 수많은 혹으로 표면이 우툴두툴해진 상태입니다. 이를 '재생성결절'이라고 하는데, 간 염증이 치유되면서 생기는 흔적이라고 보면 됩니다. 이런 과정이 오래 거듭되다 보면 간의 일부가 정상적인 형태를 벗어난 '이형성결절'로 변해 암으로 발전할 위험이 커집니다. 이형성결절 중에서도 고분화인 경우는 그 위험도가 더 높습니다. 따라서 간수치 40 이상의 고위험군 환자(B형 또는 C형간염 바이러스 보유자)나 간경변환자는 6개월마다 간 초음파와 혈청 알파태아단백검사를 받아야 합니다.

14
간암의 종류

─

간 종양은 간에서 생기는 비정상적인 세포의 증식으로, 크게 양성과 악성종양으로 나뉩니다.

양성종양

흔히 치료가 필요하지 않고, 다른 부위로 번지지 않는 종양을 '양성종양'이라고 하는데, 간에 생기는 양성종양에는 다음과 같은 것들이 있습니다. 일반적으로 남성보다 여성에게 흔히 발생합니다.

혈관종 Hemangioma

간의 혈관에서 유래한 양성종양으로, 흔히 태아 때 세포의 변형으로 발생합니다. 간에서 발생하는 가장 흔한 종양으로, 일반적으로 증상도 없고 치료도 필요 없습니다. 다만 출혈 등의 문제를 일으킬 때는 수술적 제거가 필요할 수도 있습니다.

간선종 Hepatic Adenoma

간세포에서 유래한 양성종양으로 대부분의 경우에는 증상을 일으키지 않습니다. 드물게 복통, 종괴, 출혈 등의 증상이 있을 수 있는데, 최근에는 종양이 터지면서 출혈이 생기거나 드물지만 악성으로 변할 수 있다는 점 때문에 절제를 권하기도 합니다. 여성의 경우에는 경구용 피임약의 사용과 연관이 있는데, 복용을 중단하면 종양이 줄어들게 됩니다. 남성의 경우에는 근육을 키우기 위해 먹는 스테로이드제가 원인이 될 수 있습니다.

국소 결절성 과증식 Focal Nodular Hyperplasia: FNH

간세포, 담관세포, 결합조직 등 여러 종류의 세포가 증식하는 것으로 여성에게 흔히 나타납니다. 이 질환 자체는 양성 질환으로 치료가 필요 없으나, 간암과의 구별이 모호할 때는 수술로 제거할 필요가 있습니다.

악성종양

악성종양은 양성종양과는 달리 치료를 하지 않으면 생명에 위협을 받거나, 다른 신체 장기로 번질 수 있습니다. 이 책에서 주로 언급하는 간암도 악성종양 중 하나입니다. 간에 생기는 악성종양은 간 내 세포에서 유래한 '원발성 암'과 다른 장기에서 전이된 '전이성 암'으로 구분합니다. 다음은 간에서 생기는 악성종양들입니다.

간(세포)암 Hepatocellular Carcinoma; HCC

원발성 간암의 75%가 여기에 해당합니다. 간세포에서 유래된 암으로 하나의 종양세포가 커지다가 나중에 간의 다른 부위나 주변 장기로 번지기도 하고, 처음부터 간의 여러 부위에 동시다발적으로 생기기도 합니다. 간경변, B형간염, C형간염, 아플라톡신과 연관이 있다고 알려져 있습니다.

담관암 Cholangiocarcinoma

간 내의 담관에서 기원하는 악성종양으로, 담석이 있거나, 궤양성 대장염이 있으면 발생할 확률이 높아집니다. 동남아시아에서 비교적 흔한 간 기생충도 이 질환과 연관이 있습니다.

간모세포종 Hepatoblastoma

4세 이하의 어린이에게서 유전자의 이상으로 드물게 생길 수 있습니다. 수술이나 항암제로 70% 이상의 치료 성공률을 보이는 질환입니다.

혈관육종 Angiosarcoma or Hemangiosarcoma

간의 혈관 세포에서 유래하는 비교적 드문 악성 질환입니다. 과거 플라스틱 제조 과정에서 염화비닐에 접촉하거나 엑스레이 X-ray 촬영 중 사용하던 조영제의 한 종류인 토로트라스트 Thorium Dioxide; Thorotrast 에 노출된 경우 일어날 수 있는 질환이라 밝혀졌습니다. 현재는 작업자가 염화비닐에 노출되는 것을 엄격히 제한하고 있고, 토로트라스트는 50년 전에 이미 사용 중지되어서 이 종양의 발생은 더욱더 드물게 되었습니다.

전이성 암 Metastatic Cancer

간은 다른 장기, 그리고 혈관이나 임파선과 긴밀히 연결되어 있어서 주변에서 생긴 암이 쉽게 전이되는 장소입니다. 특히 이자, 담낭, 위, 대장, 유방, 폐에서 전이가 잘 됩니다. 이 경우 암이 생긴 장소는 간이지만, 대장에서 전이된 경우라면 '대장암 간전이(간전이성 대장암)'이라 부릅니다.

미국이나 유럽은 간에서 암이 발견되는 경우, 원발성 암보다 전이성 암의 비율이 높지만, 동양권은 전이성 암보다 원발성 암이 더 많이 발견됩니다.

15
담낭용종이란?

━━

담낭 벽에 생긴 종양 모두를 지칭하는 것으로, 크게 양성과 악성 용종으로 나눌 수 있습니다. 양성용종에는 콜레스테롤 용종, 염증성 용종, 선종, 선근종, 근종, 지방종 등이 있고, 악성용종은 담낭암에 해당합니다. 일반적으로 담낭용종은 양성입니다.

━━━━━ **용종의 종류**

담낭용종은 담낭을 떼어 내기 전에는 검사로 병변을 확인할 수 없습니다.

콜레스테롤 용종

콜레스테롤이 많이 든 음식을 장기간 섭취하면 나타나는 일종의 혹입니다. 비만한 사람에게서 잘 발생합니다. 고지방식과 고칼로리를 피하고, 적절한 운동을 통해 표준 체중을 유지해야 합니다.

담낭 염증성 용종

담낭에 염증이 진행되는 과정에서 염증 조직의 일부가 주위 조직보다 국소적으로 더 돌출되어 나타납니다.

담낭 선종

점막상피세포가 비정상적으로 많이 자라서 담낭 내강으로 돌출하는 양성종양을 말합니다.

담낭 선근종

점막상피세포뿐 아니라 근육세포를 포함한 근육층의 여러 부위가 비정상적으로 많이 자라서 담낭 내강으로 돌출한 혹입니다.

——— 증상

담낭용종은 대부분 증상이 나타나지 않습니다. 증상이 있다면 우상복부 및 명치에 통증이 나타날 수 있습니다. 통증도 다른 담도계 질환과는 달리 뚜렷하지 않고, 때때로 담도성 통증이 발생할

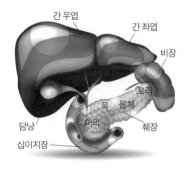

—— 간, 췌장, 담낭(쓸개) 그리고 비장

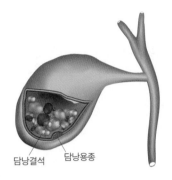

—— 담낭결석과 담낭내벽이
두터워진 용종

수는 있으나 매우 짧게 나타나고 황달이 동반되지 않습니다. 용종이
담낭 벽에서 떨어져서 담관을 통과할 때 황달이 생길 수 있지만, 매
우 드뭅니다.

—— **치료**

크기가 커지면 담낭 절제술을 통해 용종을 제거합니다. 담
낭용종의 치료 원칙은 용종의 크기가 10mm 이상이거나 55세 이상
의 고령, 담석이 동반된 경우 수술을 시행하고, 5~10mm 크기의 증
상이 없는 용종은 3~6개월 간격으로 추적관찰을 합니다. 별다른 증
상이 없어도 아주 드물게 악성으로 발전하는 경우가 있습니다.

16
크레아티닌

—

크레아티닌^{Creatinine}은 근육을 수축하는 데 사용하는 에너지로서, 크레아틴이 근육에서 비효율적으로 탈수될 경우 생성되는 대사 종말 산물입니다. 크레아티닌이 형성된 이후의 농도는 거의 일정하게 유지됩니다. 근육량에 비례하므로 양이 적어지면 크레아티닌 양도 감소합니다.

크레아티닌은 근육의 크레아틴에서 만들어지며 신장을 통해 배출됩니다. 신장에서는 다양한 물질이 배출되고, 다시 흡수되는 과정을 거치는데, 크레아티닌은 신장의 사구체에서 여과된 후 일부는 세뇨관으로 배출되며 재흡수되지 않습니다.

혈중 크레아티닌을 측정하는 이유

신장이 제대로 기능을 하는지 확인하기 위해서입니다. 수치가 정상보다 증가하면 신장 장애가 있다는 뜻입니다. 높을수록 신장의 기능이 떨어져 있을 가능성이 크므로 재검사나 정밀검사를 해야 합니다. 근육량에 비례하고 섭취하는 음식의 영향을 거의 받지 않는 점에서 신장기능장애의 지표로서는 특이성이 크며, 전체 근육량을 나타내는 직접적인 지표로 인식하고 있습니다. 혈중 크레아티닌 농도는 울혈성심부전, 선단거대증일 때는 증가하고, 간장애, 근이영양증, 요붕증, 근육위축증에서는 감소합니다. 다만 운동을 많이 해서 근육질인 사람, 근육을 만들기 위해 크레아티닌을 직접 복용한 경우 등은 정상보다 높을 수 있습니다.

크레아티닌 검사 결과의 활용

일반적으로 혈중 크레아티닌 농도가 8.0mg/dL이 넘을 경우 투석요법을 고려해야 합니다. 그런데 당뇨병으로 인한 신장 손상의 경우, 일반적으로 근육량이 많이 감소하기 때문에 크레아티닌 생산량도 감소하고 전신부종 등으로 치료가 힘든 경우가 많아 8.0mg/dL 이하라도 투석하는 경우가 많습니다.

기준 참고치

혈청 검체	남성	0.67~1.17mg/dL
	여성	0.51~0.95mg/dL
	신생아	0.31~0.98mg/dL
	유아	0.16~0.39mg/dL
	소아	0.26~0.77mg/dL
전혈 검체	남성	0.6~1.1mg/dL
	여성	0.5~0.8mg/dL

17

혈관에 생기는 종양, 간혈관종

―

혈관은 간을 형성하는 여러 정상조직 중 하나입니다. 간세포, 담관, 혈관 등이 정해진 배열대로 규칙적으로 나열되어야 정상적인 간의 구조를 이루고, 이를 통해 간의 기능을 제대로 수행할 수 있습니다. 그런데 마치 선천적 기형처럼 혈관조직이 뭉쳐서 덩어리를 이루고 있는 현상이 나타날 때가 있습니다. 이것이 바로 간혈관종입니다. 암을 이루는 조직과는 달리 정상세포로 이루어져 있기 때문에 양성종양입니다.

이 조직을 현미경으로 들여다보면 다양한 크기의 혈관들로 구성된 모습을 볼 수 있습니다. 그 모양이 스펀지처럼 생긴 해면동물 같다고 해서 해면상이라는 이름이 붙었습니다. 간 이외의 피부나 위장관 등 신체의 다른 부위에도 발생할 수 있습니다.

간혈관종의 증상

간혈관종은 대부분 작고 무증상이기 때문에 초음파검사를 하다가 우연히 발견되는 경우가 대부분입니다. 크기가 크거나 여러 개인 경우, 통증 등의 증상을 일으킬 수도 있습니다. 지름이 4cm가 넘는 경우를 거대 혈관종이라고 하는데, 복통 혹은 복부 불편감이 흔히 나타납니다. 식사를 조금만 해도 배가 부른 조기 포만감, 구역, 구토가 있을 수도 있고, 복부의 다른 장기를 누르거나 밀어서 증상을 유발할 수도 있습니다. 이러한 증상은 몇 개월 혹은 몇 년간 지속할 수도 있지만, 혈관종에 의한 증상인지 다른 질환에 의한 것인지 구분하기가 어렵습니다. 종양 안에 있는 혈관에서 혈전이 생기거나 벽이 손상되어 출혈하면 급작스럽게 복통이 생길 수도 있습니다.

간혈관종의 원인

간에 발생하는 양성종양 가운데 가장 흔하지만, 그 원인은 알려지지 않았습니다. 최근에는 영상진단장비가 발전하고, 건강검진을 정기적으로 하므로 증상이 나타나지 않은 사람이라도 종양을 발견할 가능성이 커졌습니다. 혈관종은 여성에게 더 많이 발견되고, 임신 혹은 여성 호르몬인 에스트로젠 Estrogen 투여로 크기가 증가할 수 있어, 여성 호르몬의 발생 혹은 성장과 관련이 있을 거로 추측하고 있으나 이들의 직접적인 관계는 뚜렷하게 밝혀진 바가 없습니다.

간혈관종의 치료

간혈관종은 대부분의 경우 치료가 필요하지 않습니다. 다만 혈관종이 크고 복부팽만, 복통 등을 일으키는 경우에는 치료할 수 있습니다. 혈관종이 간 한쪽에 치우쳐져 있다면 수술로 떼어낼 수 있고, 절제가 안 되는 경우에는 방사선치료나 혈관종으로 가는 혈관을 막는 색전술로 그 크기를 줄여 증상을 완화할 수 있습니다. 극히 드문 경우 파열되기도 하지만, 이를 걱정해 미리 절제하는 것은 수술이 동반하는 잠재적인 위험성을 고려할 때 권장하지 않습니다. 혹시라도 파열된다면 그때 간동맥색전술이나 결찰술을 시행해 출혈을 멈추게 한 후 절제하면 됩니다.

18

경동맥화학색전술

경동맥화학색전술을 하고 추적관리하시는 분이 많이 계십니다. 경동맥화학색전술은 동맥을 통해 리피돌 Lipidol과 항암제를 암이 있는 곳에 넣어서 암을 괴사시키는 방법입니다. 색전술이 잘 되려면 약물이 잘 투입될 수 있도록 동맥이 잘 발달해 있어야 합니다. 하지만 암이 완전히 형성되지 않은 초기 간암이나 동맥이 발달해 있지 않은 경우에는 약물이 잘 투입되지 않기에 괴사가 제대로 되지 않아서 잔존한 간암이 되살아나는 경우도 있습니다. 그래서 색전술 후 CT로 괴사 여부를 추적관리해야 합니다. 색전술 시 투입된 리피돌은 오랫동안 간에 남아 있기 때문에 CT로 쉽게 확인할 수 있습니다.

너무 작은 간암을 색전술하면 약물이 많이 들어가서 동맥이 파열되고, 일부가 흘러나오는 경우도 있습니다. 이런 경우에는 CT상에 혈전으로 나타나지만, 시간이 지나면 저절로 없어진다고 합니다.

경동맥화학색전술로 치료한 간암은 CT로도 충분히 추적관찰이 가능하지만, 1cm 내외의 작은 간암이 재발한 것은 발견하기가 쉽지 않습니다. 색전술 후에는 반드시 MRI로 연 2회씩 2년 정도 재발 여부를 확인해야 안심할 수 있습니다.

색전술은 크기나 병기와 관계없이 모두 적용 치료가 가능하나 동맥이 잘 발달하지 않은 경우에는 완전 괴사가 되지 않을 수 있고, 너무 작은 경우에는 위치나 동맥 혈관을 정확히 찾을 수 없어서 한 번에 안 될 수도 있습니다. 약물을 다량 주입하다가 혈관 파열로 출혈이 발생할 수도 있고, 간경변이 너무 심해서 부작용이 생길 수도 있습니다. 또한 약물이 문맥을 통해 담낭으로 들어가는 부작용이 생길 수도 있다고 합니다.

절제술보다 색전술이나 고주파치료가 재발이 많은 이유는 주변의 작은 것을 미처 발견하지 못하기 때문입니다. 그래서 요즘은 시술 전에 MRI를 찍어서 확인합니다.

평생 먹는 B형간염 항바이러스 치료, 장기 안전성 주목

The Liver Week 2019 젊은 연구자 대담, B형간염환자 관리 최신 지견 논의

세토 교수 "기대 수명 증가, 노인성 질환 부작용 낮은 치료제 중요"
이승원 교수 "치료제 자체 직접적 효과, 간세포 항섬유화 기대"

만성B형간염 관리 전략을 놓고 항바이러스제의 적기, 지속 치료의 중요성이 다시금 강조되고 있습니다. 한국과 홍콩, 글로벌 국가 코호트(Cohort; 통계적으로 동일한 특색이나 행동 양식을 공유하는 집단) 연구에서도 보이듯이 B형간염이 간암 발생의 주요 위험 인자인 만큼, 항바이러스 요법을 통해 간암 발생을 뚜렷하게 줄일 수 있기 때문입니다. 치료를 받지 않을 경우 매년 간암 발병 확률은 3% 정도 수준이지만, 치료로 이어질 경우 1%대로 떨어지면서 분명한 효과가 있다는 게 핵심입니다.

– 이승원 교수

2019년 열린 대한간학회 'The Liver Week 2019' 정기 학술회에서는, 만성B형간염환자의 관리 전략을 놓고, 간질환 분야에서 주목받는 젊은 연구자들인 홍콩의대 월터 세토(Wai Kay Walter Seto) 임상 부교수와 부천성모병원 소화기내과 이승원 교수를 만나 최신 임상 견해를 들었습니다.

현재 대다수 만성 B형간염환자들은 진료가이드라인에 1차 치료제로 권하는 '비리어드(테노포비어)'와 '바라크루드(엔테카비어)'를 장기간 복용하고 있는 상황입니다. 치료 목표가 항바이러스제를 사용해 HBV DNA의 활동을 억제하고, 표면항원(HBsAg)의 혈청전환(Seroconversion)을 유도하는 데 맞춰져 있습니다. 이승원 교수는 "국내에서는 두 건이 발표되었고, 세 번째 논문은 수정 중입니다. 하나는 간암 발생률이 테노포비어에서 더 낮게 나왔으며, 다른 하나에서는 같다고 나왔습니다"라며 "두 연구에서 사망률은 모두 차이가 없습니다"라고 발표했습니다. 이어 "앞선 연구들과 개인적으로 진행 중인 연구가 조금 다른 부분은, 간 관련 사망(liver related mortality)을 중점적으로 본 것"이라며 "앞서 나온 두 연구는 모든 원인에 의한 사망(all-cause mortality)을 본 것인데, 간 관련 사망은 테노포비어가 더 좋게 나왔다"라고 덧붙였습니다.

세부 분석을 보면, 복약 순응도가 높은 환자군에서는 똑같으나 복약 순응도를 제외하고는 전반적으로 테노포비어가 더 좋았다는 평가였습니다.

세토 교수는 "약물 대 약물 비교에 효율적인 연구는 RCT(Randomized Controlled Trial) 라고 생각하지만, 현실적으로 대규모 RCT를 간암 발병률을 보기 위해 진행하는 것은 불가능하다고 보고 있다"라며 "결국 이 연구를 통해 치료제의 우수성을 가리기보다는 치료를 제대로 받으면 간암 발병 확률이 떨어진다는 메시지를 강조하는 것이 더 유의미합니다"라고 밝혔습니다.

2030 간염 바이러스 박멸 전략 "B형간염 치료제 안전성 중요"

B형간염은 C형간염과 다르게 진행된 임상연구나 치료 및 환자 관리 전략에 다양한 데이터를 쌓고 있습니다.

이승원 교수는 "C형간염은 완치제가 나와서 가격이 문제일 뿐입니다. 현재 WHO에서는 2030년까지 C형간염을 박멸하려고 합니다. 이제 B형간염에 대한 관심이 시작된 것 같습니다"라고 했습니다.

그러면서 "B형간염이 정말 완치가 되려면 HBV DNA가 숙주 유전자에 결합하는 것까지 해결해야 하는데, 시간이 오래 걸릴 것"이라며 "기능적 완치(Functional Cure)도 굉장히 어렵습니다. 그러므로 치료제를 오래 복용하고 있는 환자들에서는 약의 안전성이 매우 중요합니다"라고 강조했습니다.

특히 나이가 들어갈수록 신장이 망가지는 사람이 많고, 동반 질환 즉, 당뇨, 혈압, 비만, 고지혈증 등을 가진 환자가 많아지고 있기 때문입니다. 치료제의 효과는 확립됐으니 안전성에 초점을 맞춰야 한다는 의견이었습니다.

세토 교수는 "환자가 간염에서 간암, 간경변으로 진행되지 않도록 그 전 단계에 개입해서 투입되어야 한다"며 이것을 지칭하는 용어가 'LINKAGE TO CARE'로, 환자를 발견해서 적절한 치료를 받을 수 있도록 연계해야 한다는 뜻이라고 했습니다.

현재 국내 B형간염 유병률의 경우 과거보다 큰 폭으로 떨어졌습니다. 통계에 의하면 환자 관리 프로그램이 진행되면서 30년 전 여성 8%, 남성 10%였던 유병률이 2~3% 정도로 낮아졌습니다.

이승원 교수는 "그러나 유병률은 3%에서 더 떨어지지 않습니다. 항바이러스제로 인해서 환자의 평균 수명이 늘어나면서, 유병률이 더 줄어들지 않습니다"라며 "간경변으로 인한 사망률이 굉장히 줄었지만, 간암으로 인한 사망은 줄어들지 않는 것처럼 보이는데, 항바이러스제 발전으로 환자들이 예전보다 오래 살기 때문"이라고 설명했습니다.

Q B형간염 지속 치료에 논의가 진행됐습니다. 개인적인 견해는?

A 세토 교수: 경구용 항바이러스 제제를 복용하고 있다면 장기 치료를 해야 합니다. 그러나 HBsAg(B형간염 표면항원) 수치가 떨어지는 경우는 치료 중단을 고려할 수 있다고 봅니다. HBsAg 수치가 떨어지는 환자의 경우 간 관련 아웃컴(Outcome; 성과)이 전반적으로 개선되는 양상을 보입니다. 이런 상황이 지속되고 재발이 발생하지 않는 경우 치료 중단을 고려할 수 있겠으나, 그전에 고려해야 하는 여러 가지 요인이 있습니다.

첫 번째로 경구용 항바이러스제 복용 환자 중 대다수는 치료 중단을 고려할 정도의 표면항원 수치 기준(Endpoint)에 도달하지 못합니다. 도달한다 할지라도 합병증이 있거나, 간경변이나 간암이 발생한 경우는 의사와 상의해 치료를 계속하는 편이 좋을 수 있습니다.

이번에 개인적으로 발표한 연구에서는, 치료제 자체의 직접적 효과(Direct Effect)로서 간세포의 염증을 줄여주는 항섬유화(Anti-fibrosis) 효과 등이 있을 수 있습니다. 2012년 "란셋(The Lancet; 의학 저널)"에서 임상적으로 항바이러스제의 항섬유화 효과가 밝혀진 바 있습니다. 그러면 굳이 치료제를 끊어야 할 필요가 있을까요. 치료제를 장기간 사용하려면 효과와 내성, 비용, 그리고 안전성까지 충족해야 합니다. 요즘 B형간염 치료제는 저렴하고, 내성이 제로에 가깝고 안전하기 때문에 환자들이 안 쓸 이유가 없습니다.

그래서 표면항원 소실이 아닌 이상, 진료하는 환자들에게는 계속 권하고 있습니다. 또한 간경변증이 있는데, 표면항원(HBsAg)이 소실된 환자들과는 충분히 상의합니다. 이들에서는 다시 HBV DNA가 검출될 가능성이 있습니다. 실제 임상에서 치료 중단이 가능한 경우는 1% 정도이며, 거의 모든 환자가 치료를 지속해야 합니다.

Q 과거 항바이러스제에서는 내성 문제가 많았습니다. 최근 테노포비어 연구에서도 내성이 발견됐다던데요?

A 이승원 교수: 이번에 내성이 발견된 환자들은, 테노포비어 초기 치료 환자가 아닙니다. 예전부터 다른 약제를 사용한 환자들이었습니다. 높은 유전자 장벽을 가진 약제로 시작하는 분들에서는 내성 발현이 없을 것으로 생각합니다. 지금 임상 현장에서 테노포비어를 사용한 지 8~9년 되었는데, 내성 발생은 손에 꼽습니다. 치료제 내성 문제에 있어서 걱정할 것은 거의 없다고 봅니다.

노인성 질환 치료제는 장기적 안전성이 굉장히 중요합니다. 그래서 신장과 뼈 관련 부작용을 줄일 수 있는 약제가 있다는 것은 환자들에게 좋은 소식입니다. 최근 연구에서는 TDF(비리어드) 복용으로, 신장 및 뼈 이상 반응을 경험한 환자가 TAF(베믈리디)로 스위칭했을 때, TDF로 인해 낮아진 신장 및 골 관련 수치가 다시 회복되는 양상을 보이는 것으로 나타났습니다.

우리나라의 경우, TAF 사용이 제한되는 환자군은 비대상성 간경변증, 간암, 그리고 투석 환자들입니다. 비대상성 간경변증 환자 관련해서는 곧 데이터가 발표될 예정이어서 결과를 기다려도 늦지 않을 것 같습니다. TAF를 쓰다가 간암이 생긴 경우, TAF를 계속 쓰도록 허용하고 있는데, 이보다는 기저 질환에 맞춰서 허가해주어야 한다고 생각합니다.

투석 환자 같은 경우에는 다른 나라에선 사용하고 있는데, 우리나라는 그렇지 않습니다. 우리도 글로벌 트렌드에 맞춰나가야 합니다. TDF와 TAF는 같은 약이고, TAF는 안전성이 확보되었으니 기준을 너무 엄격히 할 필요는 없다고 생각합니다.

Q 현재 TAF로 스위칭할 수 있는 대상 환자 비율이 어느 정도 되던가요?

A 이승원 교수: 보험 기준인 사구체 여과율(eGFR) 60 이하에 해당하는 환자는 많지 않습니다. 현재 TDF에서 TAF로 교체 투여가 가능한 비율은 10% 이하로 아주 적다고 봅니다.

A 세토 교수: 홍콩의 경우, 단기간 임상에 참여했기 때문에 그들만의 데이터를 뽑기 어렵습니다. 리얼 월드 데이터가 많지 않은 편이고, 홍콩 보건 체계에서도 TAF 급여가 확대된 상황은 아니어서 실제로 TAF 혜택을 받아야 하는 환자가 많음에도 불구하고 TDF에서 TAF로 전환한 환자는 소수입니다. 그러나 전환한 환자들을 봤을 때 TAF의 바이러스 억제 효과가 굉장히 좋고 신장 및 골밀도도 좋게 나오고 있습니다.

Q 항바이러스제에서 추가적인 연구가 필요한 분야가 있다면?

A 이승원 교수: 지금 이슈인 것은 '면역관용기(Immune-tolerant) 환자 중 과연 어떤 환자에게 항바이러스제를 써야 하는가?'입니다. 또 다른 문제는 '간 내 염증(ALT) 외에 지표가 있는가?'입니다. 면역관용기 환자에게도 간암이 생기기 때문에, 이런 환자 중에서 누굴 치료해야 하는가에 대한 고민이 생깁니다. 이 부분에 대해 전향적인 연구가 필요하다고 생각합니다.

항바이러스제 관련해서는 본인이 개인적으로 연구하고 있기도 한데, 항바이러스제의 간 섬유증(Fibrosis), 간경변 개선 효과 등에 흥미를 가지고 있습니다.

TDF의 경우, 2012년에 임상 시작할 때와 1년째, 5년째에 조직검사를 통해 확인했더니 간경변이 있었던 환자 중 75%는 두 배 이상 개선됐습니다. 염증이 개선돼서 그럴 겁니다. 치료제의 직접 효과도 있는지 궁금해서 확인해봤더니, TDF 사용 이후에 정상세포에 추가적인 효과가 있었습니다.

어떤 임상적인 의미가 있는지는 더 확인해봐야 합니다. 최근 유럽에서는 테노포비어가 조금 더 우세하다는 보고가 있었는데, 정말 엄격한 베이스라인을 맞춘 연구는 아니어서 임상적인 의미는 추가적으로 증명이 되어야 합니다.

출처: 메디칼타임즈 원종혁 기자의 기사 중에서

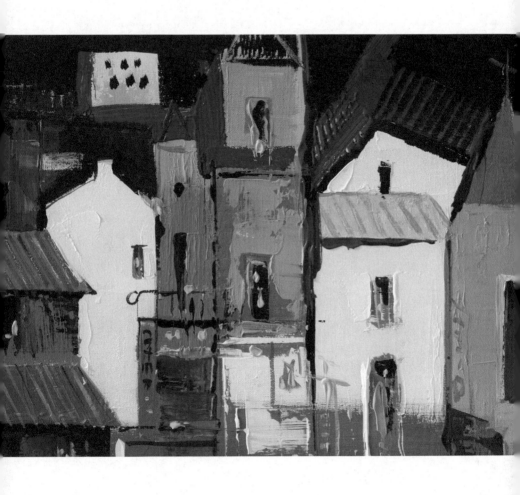

간

을 맞추다

관리 방법

1
항바이러스제 복용 목적

———

　만성B형간염환자에게 항바이러스 치료의 목표는 HBV 증식 억제에 의한 염증 완화와 섬유화 방지에 있습니다. 간기능 손상, 간경변, 혹은 간암종의 발생을 예방함으로써 간질환에 의한 사망률을 낮추고 생존율을 향상하는 것입니다. 이러한 목표는 바이러스의 증식과 간세포 염증을 지속적으로 억제함으로써 달성할 수 있습니다.

　가장 이상적인 치료 목표는 HBsAg의 혈청소실입니다. 그러나 치료에도 불구하고 바이러스의 cccDNA Covalently Closed Circular DNA(공유결합으로 닫힌 원형 DNA)는 지속하기 때문에 HBV의 완전 치료 확률은 기대치만큼 높지 않습니다. 그러므로 현실적인 목표는 바이러스 반응 억제의 지속입니다.

임상에서는 치료 반응에 대한 대체 지표로 HBsAg 혈청소실 및 전환보다는 ALT 정상화, 혈청 HBV DNA의 불검출, HBeAg의 혈청소실 혹은 전환, 조직 소견의 호전 등을 이용합니다. 대부분의 진료 지침에서는 급성 간부전, 비대상 간경변 또는 만성B형간염의 급성 악화기의 환자들에게 HBV DNA와 ALT 수치와 관계없이 치료를 권고하고 있습니다. 이런 경우, 비교 대조 연구자료는 부족하지만, 항바이러스 치료로 인한 부작용은 거의 없는 것으로 평가합니다. 특히 간이식을 필요로 하는 환자에게 바이러스의 억제는 이식 후 재발의 위험성을 낮추는 이점이 있습니다.

HBV DNA와 HBeAg는 바이러스의 증식, 활동성 간염의 지표입니다. 혈청 HBV DNA 수치가 높고, HBeAg 양성인 B형간염은 간경변이나 간암으로 발전할 위험이 높습니다. B형간염의 자연 경과에서 HBeAg의 혈청소실이나 전환이 이뤄진 환자는 간경변증이나 간암종의 발생빈도가 적기 때문에 예후가 좋다고 알려져 있습니다.

HBeAg 양성간염에서 HBeAg의 혈청전환이 이뤄진 환자들에게도 간경변 및 간암 등의 합병증 발생이 감소하고, 생존율이 증가하는 효과가 나타납니다. 따라서 HBeAg 양성 활동성 간염환자의 항바이러스 치료에서 HBeAg의 혈청소실 혹은 전환은 중요한 치료 목표가 됩니다.

최근에는 HBV DNA 감소가 더 중요한 치료 목표로 제시되고 있

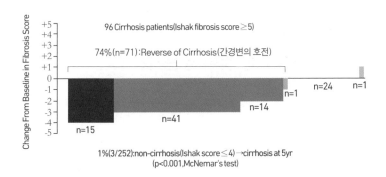

Change From Baseline in Fibrosis Score

96 Cirrhosis patients(Ishak fibrosis score≥5)

74%(n=71):Reverse of Cirrhosis(간경변의 호전)

n=15
n=41
n=14
n=1
n=24
n=1

1%(3/252):non-cirrhosis(Ishak score≤4)→cirrhosis at 5yr
(p<0.001,McNemar's test)

―――― 간경변 환자에서의 간 조직학적 개선(비리어드/간생검)

습니다. HBV DNA가 증가한 활동성 간염환자를 치료해 수치를 감소시키면 조직 상태가 호전되고, HBeAg 혈청전환을 이룰 수 있습니다. 또한 ALT가 정상화되면서 간염의 진행을 억제할 수 있습니다. 비활동성 간염으로 여겨지는 10,000copies/mL 이하의 HBV DNA 수치일 때도 간염이 진행되어 간경변, 간암 등으로 발전할 수 있기에 항바이러스제를 사용하는 환자는 HBV DNA가 불검출될 때까지 복약해야 합니다.

2
항바이러스제는
언제부터 복용하는 것이 좋은가?

━━━

"언제부터 치료를 시작해야 하나요?"

"간수치는 정상인데, DNA 수치가 높아요. 먹어야 하나요?"

"비급여인데 먹어야 하나요?"

"간암 수술 후에도 항바이러스제를 계속 먹어야 하나요?"

이러한 질문이 쏟아지는 이유는 진료하는 의사마다 처방이 다르고, 매년 가이드 기준도 달라지기 때문입니다. 모든 게 명확하지 않은 상황에서 간염환자는 혼란스러울 수밖에 없습니다. 저 역시 어느 쪽이 좋을지 판단하기가 쉽지 않았습니다. 평생 먹어야 할 수도 있기에 경제적인 면도 고려하지 않을 수 없으니까요.

게다가 현실적인 문제가 해결된다고 해도 사람마다 상태가 다르므로 정확한 판단이 쉽지 않습니다. 예를 들면 3개월마다 정기검진을 하신 분과 1~2년에 한 번 검진하신 분의 치료기준이 달라야 하는데, 단 1회의 간수치 검사 결과를 보고 판단한다는 것은 있을 수 없는 일입니다. 간 섬유화나 간경변은 최소 수년에서 수십 년에 걸쳐서 진행됩니다. 이렇게 장기간 진행된 끝에 간경변이 되는 것입니다. 그 사이 항바이러스제를 써도 될 적절한 시점이 언제인지 파악하는 것은 매우 중요한 일입니다.

사람은 간이 30%만 제 기능을 해도 살아갈 수 있습니다. 그래서 치료시점이 좀 늦어도 크게 문제 삼지 않았습니다. 나라마다 치료기준이 다르고 전문의마다 처방기준이 제각각인 것도 그 시점에 대한 느긋함 때문이 아닐까 합니다. 그나마 우리나라는 건강보험공단의 급여기준이 있어서 대부분의 의사가 그 기준에 맞게 치료시점을 정하는 편입니다. 10여 년 전만 해도 제픽스와 같이 내성이 생기는 항바이러스제만 있었습니다. 일단 내성이 생기면 치료약을 복용해도 소용없었기에 의사들은 가급적 약의 처방을 늦추고, 자연혈청전환 등 자연 경과를 지켜봐야 했습니다.

바라크루드나 비리어드 등 내성이 거의 없는 강력한 항바이러스제가 등장하면서 처방 시점이 빨라지고 있습니다. '항바이러스제를 먹고 DNA 수치를 검출한계 이하로 관리하면 간암 확률도 훨씬 줄어든다'는 내용의 논문이 속속 발표되면서 일부 의사의 거센 반발을 받기도 했습니다. 그들은 DNA 수치가 아무리 높아도 체내에서 면역 반응이 안 일어나면 즉, 간수치가 정상이면 괜찮다는 생각이었습니다.

사실 어떤 면에서는 맞는 말일 수도 있습니다. 다만 그럴 때도 정상 간수치가 얼마냐가 관건입니다. 미국 발표에 따르면 ALT 15 이내이면 간에 염증이 거의 없고, 이를 넘으면 염증이 생긴다고 했습니다. 이 정도 수준을 기준으로 삼는다면 항바이러스제를 굳이 일찍먹을 필요는 없을 겁니다. 하지만 각국의 기준은 위험을 감수할 만한 수준이 아닙니다.

우리나라의 2018 개정 가이드라인을 보면 정상 간수치(ALT)가 여자 30, 남자 34 수준입니다. 이전보다는 많이 완화되긴 했지만, 적정 수준과는 여전히 거리가 있습니다.

현재 세계적인 간 전문의들의 논문 발표나 처방을 보면 항바이러스제의 복용 시점은 앞으로 더욱더 빨라질 겁니다. 우리나라의 진료 가이드라인도 세계적 수준에 발맞춰 조정되기를 바랍니다.

3

e항원이 양성인 경우,
항바이러스제 복용 시점

───

e항원이 양성일 경우는 두 가지로 나눠 볼 수 있습니다. 첫 번째는 DNA 수치와 간수치가 모두 높아 급여기준에 해당하는 경우입니다. 이럴 때는 처방을 받아 복용하면 됩니다. 문제는 두 번째 경우입니다. 간수치는 정상인데, DNA 수치가 높으면 어떻게 해야 할까요? 이럴 때는 병원에 가도 괜찮으니 좀 더 지켜보자고 할 가능성이 큽니다. 이 경우 비급여라도 항바이러스제를 먹어야 할지 말지 의견이 분분합니다.

여러분이 아주 궁금하게 여기는 문제이니 참고가 되도록 제 의견을 밝히겠습니다. 환자가 처한 상황에 따라 대응도 다를 수 있기에 몇 가지 사례로 구분해 살펴보겠습니다.

(1) 정기적으로 꾸준히 검사를 해왔고, 한 번도 간수치가 정상보다 올라간 적이 없었으며, HBV DNA 수치가 한 번도 떨어지지 않았으면 좀 기다려 봐도 되지 않을까 합니다. 이런 경우는 면역관용기로 볼 수 있는데, 몸속에서 바이러스와 면역체계가 공존하고 있는 상태입니다. 정기검진에서 간수치가 한 번도 정상치 이상으로 올라가지 않았다는 것은 간 상태도 좋다는 의미입니다. 이때는 간 스캔이나 초음파 영상을 봐도 대부분 깨끗합니다.

(2) 정기검진을 꾸준히 해왔는데, 간수치가 정상범위 경계에서 왔다 갔다 할 때는 주의해서 수치 변화를 살펴봐야 합니다. 정기검진 주기를 짧게 해서 수치가 급여기준에 해당하면 바로 항바이러스제를 처방받아야 합니다. 간수치가 80 미만이면 당장 간이 어떻게 되는 것은 아닙니다. 하지만 민성간염은 간 섬유화, 간경변으로 천천히 진행될 수도 있다고 생각해야 합니다. 만성간염이 장기간 계속되는 경우라면 초음파검사도 같이해 섬유화가 진행되는지, 지방간은 없는지 계속 관찰해야 합니다.

이런 상태가 장시간 지속하고, 간암 가족력이 있다면 비급여라도 약을 먹는 결단을 내려야 합니다. 가족력이 있는 집안에서는 간염 상태에서도 간암이 발견되는 경우가 있습니다. 게다가 DNA 수치가 내려간 적이 있었으면 재양전일 수 있으니 빨리 복용해야 합니다. 초기 간경변까지 기다렸다가 먹어도 병변의 치유가 가능하니 기다려도 된다는 의사분도 계십니다. 그러나 간 섬유화, 간경변이 진행되면 간암 발병 확률도 함께 높아집니다.

비급여로 먹기 시작하면 평생 비급여로 먹어야 하므로 경제적인 부담이 생깁니다. 이것은 본인이 판단할 수밖에 없습니다. 여의치 않으면 급여기준이 되기를 기다려야 하겠지만, 시일을 끄는 것은 좋지 않습니다.

(3) 정기적 검진을 제대로 안 받고 있다가 어쩌다 간기능검사를 했는데, DNA 바이러스 수치가 10,000,000IU/mL 이내일 때, 간수치가 정상이거나 또는 정상의 2배 이내로 급여기준이 안 된다면 어떻게 해야 할까요?

이런 경우는 과거에 간염이 심해서 간수치가 높았는지 알 수가 없습니다. 즉, 면역관용기와 e항원양성 면역활동기(면역제거기)를 반복했다거나 e항원음성이었다가 e항원양성으로 재양전을 했는지도 모릅니다. 이럴 때는 초음파를 포함해 전반적인 간기능검사를 다시 해보고, 간염을 앓은 흔적(거친 간)이 있으면 바로 CT나 MRI로 간의 상태를 정확히 파악해야 합니다.

최근에는 프리모비스트 조영제 MRI로 1cm 이내의 간암까지 정확히 판독해냅니다. 필요한 경우 간 스캔 검사도 받아볼 필요가 있습니다. 그 결과, 급여기준이 되면 바로 항바이러스제를 처방받아 복용합니다. 급여기준이 안 된다면 비급여라도 빨리 항바이러스제를 처방받아 복용하는 것이 좋습니다.

4
e항원이 음성인 경우,
항바이러스제 복용 시점

―

예전에는 e항원이 음성이면 일단 B형간염이 완치는 아니어도 나았다고 생각했습니다. 전염성도 없어서 안심해도 된다 했고, 신체검사에서도 문제없이 통과했습니다. 10년 전만 해도 B형간염 바이러스 보유자의 꿈은 자연혈청전환이었습니다. 그 당시에는 간 수치가 올라가면 3개월을 기다렸다가 자연혈청전환(e항원음성)이 안 되면 그때 항바이러스제를 처방했습니다.

저도 40대 초에 e항원이 음성으로 변했습니다. 이제부터는 안심해도 되겠다고 생각하고, 그 후로는 간 수치 검사만 했습니다. 나중에 재활성화되고, 간암으로까지 발전할지는 전혀 몰랐습니다. 당시에는 누구도 DNA 검사는커녕, 돌연변이에 의한 재활성화가 심심치 않게 일어난다는 사실을 몰랐습니다. DNA 검사가 보편화되고 나서야 e항원이 음성이 된 사람 중에서도 40%가 재활성화된다는 연구 결과가 나왔으니까요. e항원이 음성이 되는 것보다 DNA 검출 수치가 더 중요하다는 것을 뒤늦게 깨달은 겁니다.

요즘 30대분들 중에도 일찍 자연혈청전환되었다가 DNA 바이러스가 검출되는 경우 즉, 간염 자연 경과인 면역조절기에서 재활성화기로 진행되는 경우가 많습니다. 자연혈청전환되고 간수치가 정상이면 괜찮은 줄 알고 있었는데, 그게 아니었던 겁니다(DNA 정량검사법이 발달하면서 미량의 바이러스까지 검출할 수 있게 되었습니다).

그렇다면 왜 이런 일이 벌어질까요? e항원음성이 되는 과정을 보면 필히 간염을 앓고 지나갑니다. 즉, 바이러스와 면역체계가 싸우는 거죠. 가볍게 끝나면 좋은데, 심하게 싸우게 되면 간에 상처가 많이 남습니다. 그 정도를 알면 좋은데, 판단하기가 쉽지 않아서 재활성화기(e항원음성 만성면역활동기)에 항바이러스제 투여 시기를 가늠하기 어렵습니다. 이럴 때 초음파 소견은 대부분 거친 간이라고 나오는데, 의사에 따라 매우 주관적으로 평가하기 때문에 환자 입장에서는 다소 혼란스러운 겁니다. 이런 경우 다시 e항원양성으로 재양전되는 경우와 e항원음성에서 변종 바이러스에 의해 재활성화되는 두 가지 경우가 있습니다. 어느 경우든지 급여기준에 들면 당연히 처방받아 복용하겠지만, 급여기준이 안 되면 e항원음성으로 자연혈청전환이 될 때 간이 받은 상처의 정도를 파악해야 합니다. 그래서 급여기준이 될 때까지 기다리느냐, 아니면 비급여로 복용을 시작하느냐를 결정해야 합니다. 간수치는 쉽게 2배 이상 올라가지 않고, DNA 수치 변동 폭도 심해서 측정 시마다 다르게 나타날 수도 있습니다. 특히 자연혈청전환이 되면서 거의 초기 간경변 정도까지 간에 상처를 받았는데도, 간수치는 오르지 않는 경우도 있습니다.

(1) 2015년 진료가이드라인에서도 e항원음성인 경우 아래와 같이 설명하고 있습니다.

혈청 HBV DNA≥2,000IU/mL이고, AST 혹은 ALT가 정상 상한치의 2배 미만인 경우, 추적관찰하거나 간 생검을 시행해 중등도 이상의 염증괴사 소견 혹은 문맥 주변부 섬유화 이상의 단계를 보이면 치료를 권장합니다.

(2) 2018년 개정 진료가이드라인에는 DNA 수치와 ALT의 기복이 심해 면역 비활동기와 감별하기 어려운 경우가 많아서 3개월 간격으로 검사를 해야 한다고 나와 있습니다. 그러나 현실적으로 보면 간 생검을 하기도 어렵고, 문맥 주변부 섬유화 단계를 파악하기도 쉽지 않습니다.

e항원음성 만성면역활동성 간염인 경우 세 가지로 구분됩니다.

a) 간수치는 거의 정상이고, 가끔 약간 상승하는 경우: 45%

b) 간수치가 40에서 79 이내인 경우: 20%

c) 간수치가 80이 넘는 경우: 35%

a)에 해당하는 분은 간수치가 정상이므로 간경변으로의 진행은 상당히 느릴 겁니다. 모두 그런 것은 아니지만 그냥 사십니다.

b)에 해당하는 분은 80이 넘지 않아서 급여기준을 기다리다가 간경변으로 진행되고 나서야 2015년에 바뀐 급여기준에 해당해서 뒤늦게나마 처방받을 수 있습니다.

c)에 해당하는 분은 DNA 10,000copies/mL만 넘으면 우리나라 급여기준에 해당하기 때문에, 급여 처방받아 평생 복용하면 됩니다.

지금은 내성이 없는 항바이러스제가 나와서 복용하면 간 섬유화, 간경변은 생기지 않습니다. 간 섬유화나 간경변이 있던 사람도 장기간 복용하면 섬유화는 말끔히 없어지고, 간경변도 75%는 치유가 된다는 실험 통계도 발표되었습니다. 이제 간경변은 조기에 항바이러스제만 먹으면 더 나타나지 않는 질환입니다.

국내와 국외에 발표되거나 통용되는 최신 자료들을 봐도 전문가들은 조기치료를 권하고 있습니다. 특히 미국은 B형간염 환자가 우리나라보다 적지만, 간수치에 무관하게 DNA 수치가 높으면 처방해주는 선제적 치료를 하고 있습니다. 몇몇 전문의와도 항바이러스제 복용 시점에 대해 의견을 나누어봤는데, 경제적인 어려움이 없다면

DNA 수치가 검출되자마자 바로 복용하는 것이 좋다고 말합니다. 결론적으로 말씀드리면 어떤 병원에서 치료하는 게 중요한 게 아니라 언제부터 치료하느냐 즉, 항바이러스제를 언제부터 복용하느냐가 중요한 겁니다.

5
항바이러스제는
얼마나 복용해야 효과가 있는가?

항바이러스제를 장기간 복용하면 섬유화와 간경변이 개선됩니다. 자료에 의하면 5년 이상 복용해야 본격적으로 개선된다고 합니다. 더하여 간암 발병률도 절반으로 준다고 합니다.

간암 수술 후에 항바이러스제를 2년간 복용하면 재발률이 준다는 발표도 있습니다.

결론적으로 항바이러스제를 오래 복용하면 할수록 간 상태도 개선되고 간암이 예방되며, 설령 발병해도 초기에 대응할 수 있습니다. 재발해도 암세포가 쉽게 자라지 못하도록 제어하는 효과가 있습니다.

6

항바이러스제
장기 복용해도 간암은 오는가?

항바이러스제를 짧게는 1년, 길게는 5년 복용했는데, 간암이 발병하는 분들을 분석해 보면 한결같이 간경변에 이르러 복용을 시작했습니다. 저도 마찬가지입니다. 초기 간경변에 이르러서야 복용하기 시작했습니다. 이후 일 년 만에 간암이 발병했습니다. 반면, 면역제거기가 시작하자마자 복용한 분들은 간암이 거의 발병하지 않았습니다.

간암 발병 유형을 보면 e항원양성일 때 74.4%로 발병률이 높고 빠르게 진행이 되었습니다. 정기검진을 안 받고 있다가 발견된 경우는 이미 중기, 말기였습니다. 이분들의 특징은 간수치가 높지 않았다는 점입니다. 아마 재양전을 반복하는 과정에서 간염을 앓았을 테고, 간수치가 높지 않아 항바이러스제 복용도 하지 않았을 겁니다. 젊은

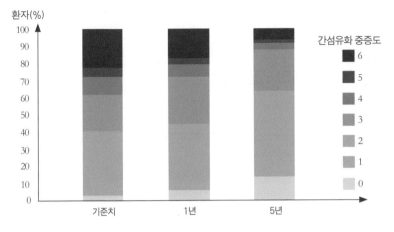

환자(%)

간섬유화 중증도
6
5
4
3
2
1
0

기준치   1년   5년

―― 비리어드 5년 복용시 간경변 환자에서의 간 섬유화 개선

사람의 경우, 발병하면 급속히 진행됩니다. 이런 경우에는 간수치가 높지 않다고 안심해서는 안 됩니다.

7

항바이러스제를 복용하기 시작하면 평생 복용해야 하는가?

현재까지 나온 항바이러스제는 바이러스 증식을 억제하는 약이지 없애는 약이 아닙니다. 당연히 복용하다가 중단하면 재발하는 경우가 많을 수밖에 없습니다. 그래서 한번 급여로 하면 평생 급여가 되는 겁니다.

예전 제픽스 시절에는 의사들이 약의 복용을 중단하자는 말을 하기도 했습니다. 제픽스를 장복하면 내성이 생겼기 때문입니다. 그래서 자연혈청전환을 기다리기 위해 잠시 중단하곤 했습니다. 그러나 신약인 비리어드 등은 장기간 복용해도 내성이 없기에 평생 복용할 수 있습니다.

비리어드 등의 새로운 약은 강력한 항바이러스 효과가 있어서 아무 때나 복용해도 바이러스 증식이 억제됩니다. 예를 들어서 임산부는 거의 관용기이기 때문에 간수치가 정상이나 비리어드를 복용하면 바로 바이러스 수치가 내려갑니다.

평생 복용해야 하는 약이기에 e항원이 양성인지 음성인지는 크게 의미가 없습니다. 가장 중요한 것은 DNA 바이러스를 검출한계치 이하로 유지하는 것입니다.

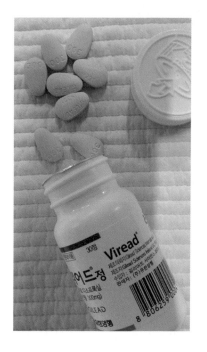

2019년 대한간학회 부산 세미나에서 항바이러스제를 계속 복용하는 문제를 두고 논란이 있었으나 결국 계속 복용하는 쪽으로 결론이 났습니다. 왜냐하면 비리어드 등은 바이러스 억제 효과뿐만 아니라 간 섬유화, 간경변 개선 효과도 있기 때문입니다.

8
B형간염 자연 경과 중
간암이 발병하는 시기

B형간염 자연 경과 중에 간암이 발병하는 시기는 크게 면역제거기와 재활성화기로 봅니다. 물론 면역조절기 때 발병하는 경우도 있긴 합니다.

면역제거기 때 발병한 간암을 일찍 발견하고, 간 상태도 좋다면 간 절제 등을 통해 거의 완치에 이를 수 있습니다. 그런데 발견이 늦어져서 암의 크기가 커지고, 때로는 전이되는 경우도 있습니다.

약 복용이 늦어져서 간에 상처가 많아진 경우에는 면역조절기에도 간암이 종종 발병하는데, 간수치, DNA 수치 등이 좋다고 안심하다가 뒤늦게 발견해서 예후가 좋지 않은 경우가 많습니다. 간염을 심하게 앓았다면 암이 커지는 속도도 비교적 빨라서, 증상을 느끼기 시작했을 때는 이미 중기 이상으로 진행된 경우가 대부분입니다. 보통 30~40대 젊은 사람인 경우가 많습니다.

재활성화기에 발병하는 경우는 초기 간경변인 경우가 대부분으로, 발병해도 크기가 크지 않고, 진행 속도도 그리 빠르지 않습니다. 이런 경우에는 간 상태가 비교적 좋지 않아서 절제수술을 하지 못하므로 색전술이나 고주파 등으로 치료하는 경우가 많습니다. 자연혈청전환이 되면서 심하게 앓았다면, 다발성으로 발병하기도 합니다. 이 모두가 제때 항바이러스제를 복용하지 않았거나, 복용 시작이 늦은 결과입니다.

치료 타이밍, 즉 복용을 제때 시작했느냐가 간암 발병률의 중요한 지표가 될 수 있습니다.

9

e항원양성일 때
간암이 잘 발병하는 이유

━━━━

면역활동기(제거기)에 e항원음성으로 되어 자연혈청전환되는 경우와 e항원양성으로 간수치, DNA 수치가 떨어지지만, 혈청전환이 안되고 면역활동기가 지속해서 유지되는 경우가 있습니다.

e항원양성일 때 면역제거기와 면역관용기를 반복하는 즉, 활동기와 비활동기가 번갈아 나타나는 경우, 간수치는 40~60대, DNA 수치는 몇십만에서 몇천만 정도를 오갑니다. 이것을 재양전이라고도 합니다.

이때는 간에 염증도 심하고 진행도 빠릅니다. 젊은 분들의 간암 발병은 보통 이런 시기에 일어납니다. 대부분은 면역제거기에 진입할 때 항바이러스제를 복용하지 않아서 치료 타이밍을 놓친 결과입니다.

항바이러스제를 급여로 처방받으려면 간수치가 80을 넘어야 하는데, 이 시기의 특성상 어려운 일입니다. 이때는 간수치가 30~79 사이를 오가고, 혈소판 수치도 정상범위에서 낮은 쪽에 자리하고 있습니다. 알부민과 빌리루빈 수치 모두 정상이고, 초음파 판독은 거친 간 소견입니다.

정기검진을 거의 하지 않는 30~40대이기 때문에 간암이 발병한 걸 알아차릴 때쯤에는 거의 3기에 이르러 있습니다. 이런 이유로 젊을 때부터 정기검진을 받아야 합니다. 20대부터 시작한다면 더욱더 좋습니다.

10

간암 수술 후 검사주기는?

—

　1차 간암을 치료한 부위냐, 아니면 다른 곳이냐에 따라 재발의 양상이 달라집니다. 절제부위 주변은 대개 1년 이내가 많고, 늦어도 2년 이내에 재발합니다. 그에 비해 다른 곳에서 재발하는 경우는 거의 2년 이후입니다. 암 크기가 클수록 재발 확률이 높고, 혈관 침윤, 치료 전 AFP 수치, 이형결절, 위성결절 등이 생겨도 마찬가지입니다. 수술 전에 검사하는 'ICG Test'의 수치가 높아도 재발할 우려가 높습니다. 그러므로 수술 후에도 꾸준히 추적검사를 해야 합니다.

　프리모비스트 MRI는 1cm 이하의 종양도 구별과 진단이 가능합니다. 2cm 이하는 감별력이 떨어지는 CT에 비해서 월등한 정확도를 자랑합니다. 그래서 프리모비스트 MRI를 강조하는 것입니다.

저도 수술 전후 일 년간은 CT를 찍었습니다. 그때마다 S8에 뭔가 나타났는데, 당시 판독은 조영제 과다 희석이었습니다. 수술 후 2년 차부터는 MRI로 찍었는데, 모두 AP Shunt(간동맥과 간문맥 사이에 생긴 단락)로 판독되었습니다.

2017년 MRI로 AP Shunt와 결절을 구분하는 방법에 대한 논문이 발표되었고, 이제는 확실히 구별해 판독하고 있습니다. 간암치료 후 재발 추적검사는 프리모비스트 MRI로 하는 것이 가장 좋습니다. 치료 후 2년 동안은 연 2회, 그 후부터는 연 1회 건강보험이 적용되어 급여로 가능합니다. 의사가 필요하다고 인정하면 횟수 제한 없이 더 할 수도 있습니다. 검사주기는 2년 동안은 2개월마다 하는 것이 정상입니다. 수술 후 재발은 대부분 2년 이내에 일어난다고 하니, 간암 치료 후 2년 동안은 늦어도 3개월을 넘지 말아야 합니다. 그 이후로는 3~4개월마다 하는 것이 좋습니다. 간암이 1cm에서 2cm로 커지는데 빠르면 4개월이 걸린다고 합니다. 이것을 '종양 배가 시간'이라고 합니다.

재발을 줄이기 위해서는 무엇보다도 항바이러스제를 복용해야 합니다. 항바이러스제를 복용하는 것과 안 하는 것은 차이가 큽니다. 수술 직후에 처방을 못 받고, 재발 후에야 뒤늦게 처방받는 경우도 있습니다. 가끔 외과 선생님이 항바이러스제 처방을 놓칠 때가 있습니다. 외과 의사에게 정기검사를 받는 분은 잊지 말고 요청하세요. 간내과 진료도 병행해서 보고 싶다고 말입니다. 간암치료 후 급여기준은 HBV DNA가 양성이면 됩니다.

　간암치료 후 간종양검사는 필수입니다. 절제 등 간암치료를 하면 아무래도 간기능이 저하되므로 다른 검사 결과도 주의 깊게 관찰해야 합니다. 그러니 그냥 모든 검사를 다 해 달라고 하십시오. 건강보험에 중증 환자로 등록되면 5년 동안 비용의 5%만 부담하면 되니 마음껏 혜택을 누리셔도 됩니다. 저의 경우는 두 달마다 찍는 MRI까지 계산해도 십만 원이 채 들지 않습니다. MRI도 최소 건강보험적용 기준 횟수만큼은 찍으십시오.

11

간암치료 후
얼마마다 MRI를 찍어야 하는가?

———

　간염이나 간경변인 경우에는 결절이 발견되면 연 2회, 아무것도 없으면 연 1회 정도 MRI로 관찰하면 좋습니다. 경제적으로 부담스럽다면 큰 병원 영상의학과 초음파도 괜찮다고 생각합니다. CT로는 간암 조기 발견이 쉽지 않습니다.

　간암은 하루아침에 생기는 것이 아닙니다. 5mm 정도의 작은 결절이 간암으로 진행하는 데는 10~20년이라는 시간이 필요합니다. 5mm에서 10mm 정도로 자라는 데는 1~3년 정도 걸리고요.

　처음 간암치료를 하고 1~2년까지는 연 3회 정도 MRI를 찍어 보는 것이 좋습니다. 그것이 여의치 않다면 연 2회는 찍어 보아야 합니다. 이는 처음 암이 생겼던 곳 주변에 작은 암이 존재했는데도 미처 발견하지 못했거나 아주 작아서 보이지 않았던 것이 커지는 것을 조기에 발견하기 위해서입니다. 2년간 MRI로 추적관찰해서 이상이 없으면 어느 정도 재발의 위험에서 벗어났다고 보면 됩니다. 그 후는 연 1~2회 정도 MRI로 관찰하면서 항바이러스제를 복용하면 됩니다. 이런 노력을 기울이면 차후 재발한다 해도 그리 위험한 수준에 이르지는 않을 겁니다.

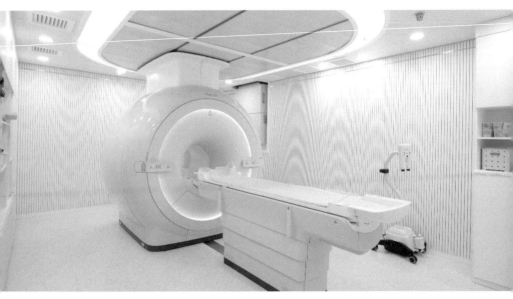

—— MRI(자기공명영상)는 강력한 자기장을 이용하여 인체 내의 영상 정보를 얻는 첨단 영상검사입니다. 거대한 원형 자석기계 안에 사람이 들어간 뒤 고주파를 발생, 인체 각 부위의 수소원자핵을 공명시킨 후 나오는 신호의 차이를 측정하고 분석합니다. 이를 통해 근육, 연골, 혈관, 신경 등의 정보를 얻을 수 있습니다. 강한 자성 때문에 검사를 받기 위해 MRI실로 들어가기 전 안경, 반지, 목걸이, 귀걸이, 허리띠 등 모든 금속성 물질을 반드시 제거해야 합니다.(민트병원 MINT Intervention Hospital 제공)

12

간 섬유화는
간암 위험을 최대 6배 높인다

―

　간 섬유화의 정도에 따라 간암 발생률이 최대 6배까지 높아질 수
있다는 연구 결과가 발표됐습니다.

　연세대 세브란스병원 간암클리닉 한광협, 안상훈 교수팀이 2005
년부터 2007년까지 만성환자 1,130명에게 간섬유화스캔검사를 한
결과 섬유화의 정도에 따라 간암 위험이 높아지는 것으로 나타났습
니다. 간 섬유화 스캔은 간의 딱딱한 정도와 간경변증을 확인하는
검사입니다(간 섬유화는 간이 염증반응으로 딱딱해지는 것으로 심해지면
간경변을 유발합니다).

　조사 결과 1,130명의 환자 중 간섬유화스캔 수치가 8kPa 이하가
595명, 8~13kPa가 285명, 13~18kPa가 130명, 18~23kPa가 53명이
었고, 23kPa 이상은 67명으로 나타났습니다. kPa(킬로파스칼)은 초

음파가 간을 통과해 다시 돌아오는 속도를 측정해 간의 탄성도로 변환한 단위로 간 섬유화 및 간경변이 많이 진행될수록 수치가 높아집니다. 간섬유화스캔 점수가 8kPa 이하인 환자에 비해 8~13kPa인 환자가 간암에 걸릴 확률은 약 3.1배, 13~18kPa에서는 약 4.7배, 18~23kPa일 때는 5.6배나 높았습니다. 특히 23kPa 이상인 환자는 8kPa 이하인 환자보다 무려 6.6배 정도 높은 것으로 확인됐습니다.

이에 비해 간섬유화스캔 점수가 높았던 환자 중 1~2년 후 재검사에서 수치가 낮아진 경우에는 간암 발생 확률이 줄어들었습니다.

한광협 교수는 "업무 스트레스가 많고 불규칙한 식사와 음주가 잦은 중년의 직장인은 주기적으로 간 건강을 확인하고 관리할 필요가 있다"라면서 "간이 손상돼 섬유화가 진행됐더라도 적절한 관리를 통해 간 건강을 회복하면 간암 위험성을 낮출 수 있다"라고 설명했습니다.

간섬유화스캔 판독

정상	F0	5.5 미만		점수가 낮으면 초기 간경변, 높으면 진행된 간경변
1단계	F1	5.5 ~ 7.5		
2단계	F2	7.5 ~ 9.5	significant fibrosis (의미 있는 섬유화)	
3단계	F3	9.5 이상	advanced fibrosis (진행된 섬유화, 간경변 전 상태)	
4단계	F4	11 이상 또는 (13 이상)	liver cirrhosis(간경변)	

출처: 세브란스병원 간암클리닉 한광협 · 안상훈 교수팀

13

e항원이 양성일 때
면역관용기로 착각하는 경우

———

　B형간염을 잊고 살다가 우연히 건강검진을 했는데, 면역관용기라고 하면서 6개월마다 정기검진만 받으면 된다고 해 안심하고 지내다가 어느 날 간경변, 간암으로 진행되는 경우가 있습니다. 이런 경우는 e항원양성이고 간수치는 정상, DNA 수치는 몇천만 또는 몇백만이라고 검사 결과가 나왔을 겁니다. 간혹 억대인 경우도 있지만요.

　위와 같은 황당한 사태를 피하려면 한 번 검사한 것만으로 면역관용기라 판단하고, 면역제거기가 되기를 기다리면 안 됩니다.

　다음 세 경우를 유념하십시오. 이 중 한 가지에만 해당해도 재양전된 것으로 판단하셔야 합니다.

(1) 초음파검사에서 거친 간 소견이 나왔다.

(2) 과거 검사 기록지에 나타난 DNA 수치가 낮아진 적이 있거나 혈소판 수치가 정상이지만 낮은 쪽에 속한다.

(3) e항원음성인 적이 있었다.

이럴 때는 아무리 정기검진을 해도 현재 급여기준인 정상 간수치의 2배까지는 잘 안 올라갑니다. 나이가 40대인 경우라면 재양전을 의심하고 위 항목을 정밀 체크해볼 필요가 있습니다.

제가 간암이 발병한 후, 식구 모두를 체크했는데, 70대이신 큰 누님의 간기능검사 결과를 보고, 그 나이까지 면역관용기인 분도 있다고 생각했습니다. 그러나 착각이었습니다. 작년에 다른 증상 때문에 세브란스병원에서 검진했는데, e항원양성이고, DNA 수치는 억대이지만 이미 간경변에 돌입해 있습니다. 서서히 간 섬유화, 간경변으로 진행되어서 간수치가 올라가지 않았던 겁니다. 이럴 때는 본인이 상황을 잘 판단해 항바이러스제를 복용해야 간암 발병을 피할수 있습니다.

14

e항원이 음성일 때
면역 비활동기(면역조절기)로 착각하는 경우

불과 몇 년 전만 해도 e항원음성으로 자연혈청전환이 되면 B형간염은 나았다고 안심했습니다. 그러나 변종 바이러스가 출현해서 재활성화가 된다는 사실이 알려지면서 항바이러스제 복용의 필요성이 다시 대두됐습니다.

문제는 자연혈청전환이 되면서 간염을 심하게 앓아서 어느 정도 간 섬유화나 간경변 상태이면 간수치가 잘 안 올라간다는 겁니다. 급여기준에 이르기를 기다리다가 간은 점점 섬유화되고 간경변으로 진행됩니다.

현재 가이드라인에서는 DNA 수치가 2,000IU/mL 미만이면 e항원음성 면역 비활동기(면역조절기)라고 판단합니다. 그러나 이전에 발생한 간 손상이 있을 수 있기에 이 수치를 절대적으로 의지하면 안 됩니다.

2018년 가이드라인에서도 언급된 것처럼 대다수 의사분이 DNA 수치가 10,000copies/mL(2,000IU/mL 미만) 이내이고, 간수치가 정상이면 면역 비활동기라고 하는데, 그렇지 않은 경우가 있으니 분명히 구분해야 합니다.

이런 경우 정확한 측정이 어렵지만 자연혈청전환이 될 때 얼마나 간 손상을 입었는지, 혈소판 수치가 15만 이내인지, 간섬유화검사에서 수치가 높게 나오는지, 간암 가족력이 있는지, 나이가 50대 이상인지 등을 살펴보고 해당 사항이 있으면 항바이러스제 복용을 고려해야 합니다.

저도 40대 초에 e항원음성으로 자연혈청전환이 되고 간수치가 정상치를 벗어난 적이 거의 없었습니다. 당시에는 DNA의 중요성을 몰라서 검사조차 받지 못했습니다. 그러다 50대 후반의 어느 날 간경변, 또 10개월 후에는 간암이 발병했습니다.

주변에 50대 이후에 간암이 발병하신 분들 역시 대부분 간수치가 정상이었습니다. 정기검진도 꾸준히 받았고 초음파검사도 했다고 합니다. 친구 형님은 급작스럽게 간암이 발병해 정밀검사를 해보니 간경변이 심해서 절제수술도 못 할 지경이라 색전술을 할 수밖에 없었답니다. 그분 역시 20년 동안 큰 병원에서 꾸준히 정기검진을 받았다고 합니다. 미국 같으면 징벌적 손해배상청구라도 할 텐데, 우리나라에서는 어디 하소연할 데도 없는 현실입니다.

저와 주변 회원들의 경험을 종합해보면, e항원음성인데 DNA가 검출되면 간수치와 상관없이 무조건 항바이러스제를 복용해야 합니다. 그래야 평생 후회하지 않고 살 수 있습니다.

현재는 대상성 간경변일 때 DNA 수치 10,000copies/mL 이상이면 간수치에 상관없이, 비대상성 간경변이고 DNA 양성이면 무조건 급여 처방이 이루어집니다. 그럴거면 기준을 좀 더 내려서 간경변, 간암을 예방하는 길로 가면 좋을 텐데, 그러지 못하는 현실이 안타깝습니다.

그나마 환우들의 고충을 이해하고 약을 처방해주는 내안애내과, 온유내과, 으뜸내과 등의 병원이 있고, 그 외에도 점점 늘어나고 있는 추세라 다행입니다.

15

MRI를 찍어야 할 사람은?

—

프로모비스트 조영제의 개발로 과거에는 상상도 못 했던 일을 할 수 있게 되었습니다. 5년 전만 해도 판독할 수 있는 간암의 크기는 3cm가 한계였습니다. 그런데 그새 기술이 점점 좋아져 이제는 5mm 크기도 확정 판독할 수 있게 되었습니다.

2017년 어느 영상학 교수는 프리모비스트 조영제를 써서 결절인지, AP Shunt(동문맥 단락)인지 판독할 수 있다고 논문을 발표했고, 그 후부터는 MRI 판독의 정확성이 한층 높아졌습니다. 저도 그전까지는 판독에 확신을 가지지 못했으나, 발표된 그의 논문을 본 후로는 정확히 판독할 수 있게 되었습니다. 이제는 거의 틀림없다 해도 과언이 아닙니다.

조영제는 간세포 특이 조영증강제로 정상세포에만 흡수됩니다. 그렇기 때문에 비정상세포 등과 구별이 용이합니다.

CT는 아직 2cm 미만은 정확히 판독해낼 수 없기 때문에 차라리 초음파를 사용하는 게 나은 경우도 있습니다. 초음파를 잘 보는 선생님이 사진을 보면 2cm 미만도 찾아낼 수 있습니다. 그러나 찾기만 한다고 끝나는 것은 아닙니다. 초음파로 간암인지 아닌지를 판독하는 것은 더 힘듭니다. 또한 AP Shunt인지, 결절인지, 조영제 과다 희석인지 구분하기도 어렵습니다.

그럼 꼭 이 프리모비스트 MRI를 찍어야 할 사람은 어떤 분일까?

(1) 간암치료를 받으신 분이 재발이 있는지를 관찰하거나 조기 발견하기 위해서는 꼭 찍어 봐야 합니다. 초기에는 최소 4개월마다 한 번씩 찍는 게 좋습니다.

그래도 결절이 보이지 않으면 적어도 3년 이내에 재발은 없다고 봐야 합니다. 왜냐하면 5mm 크기의 작은 결절도 쉽게 나타나기 때문입니다. 그것이 눈에 띌 만큼 커지려면 몇 년은 걸릴 테니까요. 간암을 치료한 후 항바이러스제를 장기간 복용했는데, MRI에서 결절이 안 보인다면 어느 정도 안심해도 될 것 같습니다. 두세 달마다 검진받을 때마다 걱정하지 않아도 된다고 자신 있게 말씀드리겠습니다.

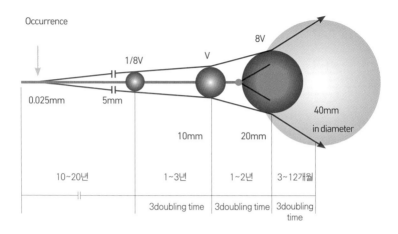

Occurrence

0.025mm　　5mm

1/8V

10mm

V

20mm

8V

40mm
in diameter

10~20년　　　　　　　1~3년　　　1~2년　　3~12개월

3doubling time │ 3doubling time │ 3doubling time

————— 간암 크기에 따른 종양 배가 시간

(2) 간경변 혹은 섬유화 3단계 이상이신 분들도 한 번은 꼭 찍어 보
　　셔야 합니다. MRI를 찍어서 아무것도 없다면, 즉 결절이 발견되
　　지 않으면 안심해도 됩니다.

　　제 생각에 이런 경우에는 비싼 MRI는 2년마다 찍고, 초음파는 연
　　3회 정도 하시면 될 듯합니다.

　　만약 5mm 이상의 결절을 발견했다면 크기가 커지는지, 간암으
　　로 변하는지에 따라 MRI를 찍는 간격을 정해야 합니다. 이형결
　　절일 경우 고주파 시술이 가능하면 미리 없애 버리는 것도 좋습
　　니다.

16
MRI는
어느 정도 크기의 암을 찾을 수 있을까?

___

조영제는 CT나 MRI 등 영상기기를 이용해 검진할 때 간, 위, 장관, 혈관 등에 투입해 조직이나 혈관을 잘 볼 수 있도록 영상 대조도를 높여주는 약품입니다. 즉 생체 구조나 병변을 주위와 잘 구별해서 진단적 가치를 높여주는 역할을 하는 겁니다. 조영제는 인체에 직접 주입되는 물질인 만큼 되도록 소량으로 조영이 가능해야 하며, 적절한 지속성을 가져야 합니다. 또한 검사 후, 신속히 체외로 배출되어야 합니다.

조영제는 투입이 되는 신체 부위, 구성 성분, 혹은 제조사 등에 따라 여러 종류가 존재합니다. 그리고 이 중에는 특정 부위의 병변을 전문적으로 잡아내는 '전문 조영제'도 있습니다.

바이엘 헬스케어의 '프리모비스트 Primovist'는 간 특이적 병소 및 특성을 파악하기 위해 만들어진 세계 최초이자 유일한 간 전문 MRI 조영제입니다.

프리모비스트 MRI는 단 한 번의 검사로 간의 혈관과 간세포 영상을 동시에 얻을 수 있으며, 다른 조영제와는 달리 신장 및 간담도로 이중 배출되는 장점까지 가지고 있습니다. 또한 검사 시간도 짧은 것으로 알려져 있습니다.

프리모비스트는 직경 1cm 미만의 작은 병소를 초기 단계에서 찾아내는데 특히 효과적이어서 불필요한 생검이나 수술 등을 피할 수 있게 해줍니다. 1,700명의 환자를 대상으로 실시한 임상시험에서 발생한 이상 반응은 대부분 일시적이고, 경도에서 중등도 수준이었습니다.

특히 프리모비스트는 최근 일본의 저명한 영상의학자인 가나자와 대학의 오사무 마츠이 Osamu Matsui 교수가 발표한 연구 결과에 의해 다시 한번 조명을 받게 되었습니다. 마츠이 교수는 북미방사선협회 RSNA: Radiology Society of North America에 게재한 논문을 통해, 프리모비스트로 조영증강된 MRI로 검진하면 그동안 조기 발견이 어려웠던 간암의 조기 검진 및 전이 정도에 대한 파악이 가능해질 것으로 내다봤습니다.

기존의 간암 검사법은 간암을 조기에 진단하지 못한다는 점과 간암이 아닌데도 불구하고 암으로 진단하는 거짓 양성 ^{False Positive} 판정을 한다는 점에서 한계점이 있습니다. 그에 반해 이번 마츠이 교수의 연구 결과는 기존 검사법의 한계점을 극복하고 프리모비스트를 통해 간암을 초기 단계에서 감지해낼 수 있다는 것을 밝혀냈다는 점에서 의미가 크다고 할 수 있습니다.

일반적으로 암세포는 많은 혈액 공급을 필요로 하므로 그 주변에는 혈관이 많이 분포되어 있습니다. 하지만 혈관이 적게 분포된 부위에도 암세포가 있을 수 있으며, 이 경우 프리모비스트의 활용은 진단율을 높여줍니다. 또한 프리모비스트는 간암의 악성 정도뿐만 아니라 암이 현재 어느 정도 진전되었는지 판별하는 데 도움을 주며

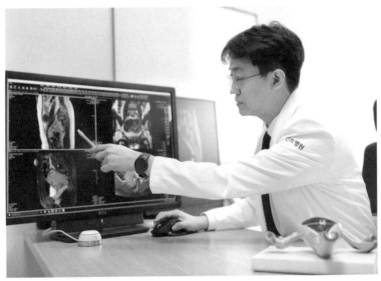

———— 환자에게 MRI 사진을 설명해주는 의사(민트병원)

거짓 양성 판정의 가능성을 현저하게 줄여줄 수 있습니다.

간암은 가장 흔하게 발병하는 암의 한 종류로 우리나라 성인 원발성 암의 약 85%를 차지하는 질환입니다. 그러한 질환을 간 특화 조영제로 조영증강된 MRI 검진을 통해 조기에 발견할 수 있다는 점은 특히 간암 발병률이 높은 우리나라에 시사하는 바가 크다고 할 수 있습니다. 간암은 수술적 완치가 힘들고 보존적 치료 또한 반응이 좋지 않아 조기에 진단하는 것이 완치율을 높일 유일한 기회이기 때문입니다.

지난 학회 참석 차 우리나라를 방문하기도 했던 마츠이 교수는 "어떠한 병원에서 어떠한 수준의 장비를 사용하는지에 따라 차이는 있을 수 있지만, 프리모비스트를 이용한 MRI로 검진할 경우 간암 병변의 크기가 5~8mm만 되어도 초기에 발견할 수 있다"라고 밝혔습니다.

17
표적치료를 포함한 전신항암요법

──────── **전신항암치료의 시작**

- 암세포가 간 내 혈관을 침범하거나, 타 부위에 전이가 된 진행성 간암의 경우 항암치료를 하게 됩니다.
- 간기능은 혈액검사 소견과 복수, 간성혼수 등 임상 증상을 종합적으로 판단해 A, B, C등급(Child-pugh 분류)으로 나눕니다. 일반적으로 항암치료는 간기능 등급이 A 또는 B등급인 경우에 시행합니다. 간기능이 좋지 않은 C등급에서는 항암치료를 하는 것이 오히려 더 해로울 수 있으니 담당 의사와 상의해 신중히 결정하는 것이 좋습니다.
- 세포독성항암제를 정맥에 주사하는 항암주사 약물치료와 표적

항암제, 면역항암제를 사용하는 방법이 있습니다.

· 항암주사 약물치료는 암세포를 직접 공격하는 항암제를 투여하는 것으로 다양한 약품이 사용되고 있습니다. 이 약제들을 단독 또는 병합해 정맥주사로 투여하는데, 대부분 치료 반응이 충분하지 않고, 효과가 제한적입니다.

─────── **치료약제의 종류, 효과 및 부작용**

치료약제의 종류

표적항암제는 암세포를 직접 공격하는 것이 아니고, 암의 성장과 관련된 세포 신호 체계에 선택적으로 작용하는 약제입니다. 그 중 넥사바 Nexavar(소라페닙)는 대표적인 표적항암제로 진행성 간암에 널리 쓰이고 있습니다. 넥사바 치료에 실패할 경우 스티바가 Stivarga(레고라페닙)가 2차 치료약제로 사용되고 있습니다. 이외에도 2018년 하반기에 렌비마 Lenvima(렌바티닙)가 진행성 간암의 1차 치료약제로 허가를 받아 선택의 폭이 넓어졌습니다.

부작용은 대개 증상에 대한 치료로 완화되고, 입원 기간의 연장 등이 필요한 심한 독성은 3% 이내로 적은 편입니다.

표적치료의 효과

넥사바는 먹는 항암제로 대규모 임상연구에서 진행성 간암환자의 생존기간이 수개월 연장되었습니다. 현재 진행성 간암의 대표적인 표적항암제로 사용되고 있습니다. 스티바가는 넥사바 치료에 실패한 환자의 생존기간이 연장되는 효과를 보여주었습니다. 렌비마는 진행된 간암환자에게 넥사바와 비슷한 치료효과를 보였습니다.

표적치료의 부작용

넥사바와 스티바가의 경우 손과 발에 각질이 생기고 벗겨지는 수족 피부반응이나 가려움증, 발진 등 부작용이 있었으며, 렌비마는 고혈압, 설사, 식욕부진 등의 부작용이 보고되었습니다. 약제를 감량하거나 증상에 대한 치료를 병행하면 호전되는 경우가 많습니다.

면역항암제(면역 관문 억제제)

면역항암제는 환자의 면역 T세포를 활성화해 암세포를 공격하게 하는 치료제입니다. 현재 넥사바 치료에 실패하거나 부작용으로 중단한 환자 가운데 간기능 및 전신상태가 양호할 경우에는 옵디보 Opdivo(니볼루맙)가 2차 치료약제로 허가되어 사용이 가능합니다.

항암치료의 완치 가능성

최근 출시되는 표적항암제는 종양조절과 함께 생존기간을 연장하는 효과가 있다고 확인되었습니다. 적절한 항암치료를 통해 종양이 충분히 줄어드는 경우, 처음에는 할 수 없었던 수술이나 고주파치료를 할 수 있게 되기도 합니다. 따라서 직접적으로 완치시키기는 어렵더라도, 치료효과를 보인 환자가 향후 근치적 요법을 시행할 수 있게 해서 생명연장, 나아가서는 완치의 디딤돌 역할을 한다고 볼 수 있습니다.

항암치료 횟수

간암에는 다양한 항암요법이 있습니다. 같은 세포독성항암제를 사용하더라도 치료일수(1~5일), 치료주기(1~4주 간격)가 다를 수 있습니다. 넥사바의 경우 매일 800mg을 복용하도록 권하고 있으며, 스티바가는 첫 3주간 매일 160mg을 하루 한 번 복용하고, 1주일을 쉬는 방법으로 치료가 진행됩니다. 렌비마의 경우는 쉬는 주기 없이 체중에 따라 8mg 또는 12mg을 매일 하루 한 번 복용합니다. 옵디보는 2주마다 정맥주사로 맞습니다. 환자의 전신상태, 간기능, 부작용 등을 고려해 약의 용량을 조절하기도 합니다. 항암지료 시에는 약 3개월마다 치료효과를 판정하기 위한 CT 혹은 MRI 검사를 시행해야 합니다. 그 결과에 따라 치료를 지속할지 또는 다른 치료로 변경할지를 결정하게 됩니다.

면역항암제의 부작용

피로, 기침, 메스꺼움, 식욕부진, 피부발진, 가려움이 나타날 수 있습니다. 드물게 면역체계가 폐, 소장, 간, 신장, 갑상선, 뇌하수체, 부신, 골수 등 정상 기관을 공격해서 자가면역성질환이 발생할 수 있습니다.

항암치료 후 효과

항암치료의 반응은 영상검사를 시행해서 평가하게 됩니다. 항암치료 후 혈액검사로 부작용 정도를 보고, CT 또는 MRI 검사로 간암의 크기 변화, 새로운 부위의 간암 발생 여부 등을 살펴 효과를 판정합니다.

호르몬요법의 가능성

간암에서 호르몬제의 단독 투여는 별다른 효과가 없는 것으로 확인되었습니다.

항암치료 중 주의사항

한약이나 의약품, 건강식품 등을 모두 주의해야 하지만, 그중에서도 한약이나 농축액, 약초나 나물 등을 달이거나 우려낸 물, 즙, 환 등은 특히 삼가야 합니다. 독성 간염이 유발되어 뜻하지 않게 항암치료가 연기되거나 간부전으로 진행하는 경우가 드물지 않게 있습니다. 병원에서 처방한 것 이외의 약제나 건강식품 등에 대해서는 반드시 담당 의사 선생님과 상의하시기 바랍니다. 육류와 채소류를 가리지 않고 골고루 먹고, 짜지 않게 식사를 하면서 본인의 체력에 맞는 적당한 운동과 휴식을 취하는 것이 치료에 도움이 됩니다.

항암치료 중 운동 강도

환자의 간기능 정도와 신체 상태에 따라 적당한 운동은 도움이 될
수 있습니다. 간암환자는 대개 면역력이 감소해 있고, 간경변증이
동반되어 부종이나 복수가 생기기 쉽기에 힘들거나 격렬한 운동보
다는 평지나 낮은 경사의 산책 정도가 적당합니다.

──── 간암치료 비용과 보험 혜택

현재 간암을 치료하는 간절제술, 고주파열치료, 경동맥화
학색전술, 전신항암치료 등은 모두 보험적용을 받고 있습니다. 다만
표적항암치료제인 넥사바, 스티바가의 경우에는 수술이나 기타 국
소치료를 시행할 수 없는 3기 이상의 진행성 간암환자가 단독으로
치료할 때만 보험적용을 받을 수 있습니다.

18
암 환우는 클래식 음악을 들어야 한다

—

회원 한 분이 혈액암협회 강의를 듣고 오셔서 하신 얘기를 듣고 몇 가지 정리해 보았습니다. 강의 내용에 따르면 15kHz 이상의 초음파는 암을 억제한다고 합니다.

우리가 오디오로 듣는 음은 20~20,000Hz입니다. 20kHz 이상은 우리가 들을 수 없는 주파수라 커트를 해 CD 등에 수록합니다. MP3 음원도 마찬가지입니다. 그래서 오디오로는 암 억제에 필요한 15kHz 이상의 음원을 자주 들을 수 없는데, 그렇다고 방법이 전혀 없는 것은 아닙니다.

공연장에 직접 가서 대편성 오케스트라의 음악을 듣는 것이 가장 좋습니다. 그중에서도 고음이 많이 나는 바이올린 소리를 듣는 것이

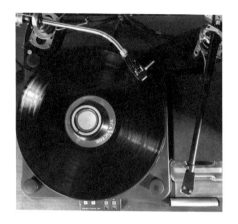

이론적으로는 가장 효과적입니다. 직접 가서 들으면 15kHz의 초음파를 자주 들을 수 있을 겁니다. 그래서인지 오케스트라를 지휘하는 지휘자가 장수한다고 합니다. 이론적으로 상당히 일리가 있는 얘기였습니다. 사정상 라이브 공연에 가실 수 없다면 음원으로라도 클래식 음악을 많이 찾아서 들으시기 바랍니다. 대중음악의 음역은 대부분 클래식의 범위보다 좁기 때문에 그만큼 효과가 작습니다.

19
커피와 간질환

—

커피는 커피나무에서 수확한 열매의 과육 안에 든 생두(生豆)를 볶은 원두(原豆)를 갈아서, 물을 내려 원액을 추출해 마시는 음료입니다. 생두의 품종, 로스팅 방법에 따라 맛과 향이 달라집니다.

커피에 들어 있는 대표적인 성분인 카페인은 적당량을 섭취하면 두뇌 활동을 활성화하고, 이뇨작용·체내 대사촉진 등의 효과가 있는 것으로 알려졌습니다. 다만 이를 과다하게 섭취하면 불면증이나 심장 두근거림 등의 부작용이 일어날 수 있어 건강에 좋지 않다는 인식도 존재합니다. 최근에는 하루 커피 3잔 정도 섭취하는 게 오히려 건강에 이롭다는 연구 결과가 속속 발표되고 있습니다. 이는 커피 속에 함유된 폴리페놀Polyphenol이라는 항산화 성분 덕분입니다. 커피의 폴리페놀 함량은 와인의 3배, 홍차의 9배에 달합니다. 아라비카 품종에는 그 성분이 더 많이 들어 있고, 생두를 가볍게 볶으면 그 손실이 덜할 수 있습니다.

그동안 커피가 간 섬유화를 막는다고 알려져 있었지만, 정확히 어떤 성분이 작용하는지에 대해서는 연구 결과가 없었습니다.

그런데 최근에 계명대 동산병원 소화기내과 장병국 교수가 '커피 성분 카와웰의 간 섬유화 억제 효과'라는 연구 논문을 발표했습니다. 장병국 교수는 아라비카 커피 원두에 함유된 '카와웰 Kahweol'이란 성분이 간세포와 간성상세포에서 성장인자를 억제해 간 섬유화를 막는다는 사실을 밝혀냈습니다. 쥐를 대상으로 한 실험에서 카와웰이 STAT3, ERK, JNK 같은 신호매개물질을 조절해 간 섬유화를 억제하는 것을 확인했으며, 세포 실험에서도 카와웰이 TGF-β에 의해 증가하는 콜라겐과 결합조직 성장인자의 발현을 크게 낮추는 조직 섬유화 감소 효과를 확인했습니다.

커피가 간암 예방에 도움을 준다는 연구 결과도 발표됐습니다. 영국 사우샘프턴 대학과 에든버러 대학의 공동 연구팀이 총 250여만 명을 대상으로 한 26편의 연구 논문을 종합해 분석한 결과 이 같은 사실이 밝혀졌습니다. 연구팀을 이끈 사우샘프턴 대학의 올리버 케네디 Oliver Kennedy 박사는 커피를 하루 2~5잔 마시는 사람은 전혀 마시지 않는 사람보다 가장 흔한 형태의 간암인 간세포암 위험이

20~50% 낮게 나타났다고 전했습니다. 커피를 하루 1잔 마시는 사람은 간세포암 발생률이 20%, 2잔 마시는 사람은 35%, 5잔 마시는 사람은 50% 낮은 것으로 확인됐습니다. 카페인이 없는 디카페인 커피도 카페인 커피보다는 적지만 이 같은 효과가 있는 것으로 나타났습니다. 잦은 음주, 과체중, 흡연, 당뇨병, B형 또는 C형간염 등으로 간암 위험이 높은 사람의 경우에도 이러한 효과는 뚜렷했습니다.

이처럼 다양한 연구를 통해 커피가 여러 간질환에 좋다는 가설이 입증되었습니다. 커피는 맛과 향으로 즐긴다는데, 우리 환우들은 거기에 더해 건강해지는 기분까지 얻을 수 있으니 이보다 즐거운 일이 있겠습니까. 오늘 느긋하게 커피 한잔하는 것도 좋을 듯합니다.

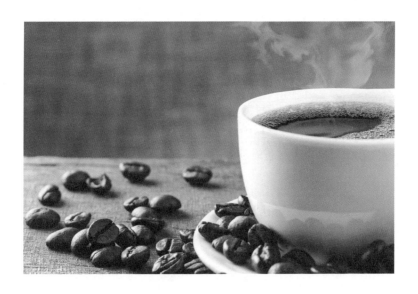

20
녹즙은 간에 좋은가?

—

녹즙이란 채소나 과일, 산야초 등의 섬유세포를 빻아서 인체가 소화 흡수하기 쉽도록 추출한 즙을 말합니다.

채소 등의 불용성 섬유소는 체내 독소나 노폐물을 흡착하고, 장의 연동운동을 촉진해 밖으로 배출하는 청소부 역할을 하지만, 소화 흡수를 방해하고 소화 시간을 늘리기 때문에 다량의 생리활성물질이 필요한 암환자에게는 불리하게 작용할 수도 있습니다.

간 섬유화나 간경변인 분은 20~50%밖에 간이 제 기능을 못 합니다. 생야채를 먹으면 180~300분이나 걸릴 만큼 천천히 소화 흡수되기 때문에 간에 부담이 없습니다. 반면, 녹즙은 불과 10~15분이면 소화가 끝나기 때문에, 간에 과부하가 걸릴 수 있습니다. 더구나 농축된 탓에 더 큰 부담을 줍니다. 비대상성 간경변일 때는 그로 인해 간성혼수까지 올 수 있습니다.

한약이나 각종 버섯 달인 물은 가급적 먹지 말라는 것도 같은 맥락입니다. 농축액은 단시간에 흡수되므로 간에 부담이 가기 때문입니다. 소화 흡수는 잘 되는 게 좋은 거지만, 때론 천천히 진행되어야 좋을 때도 있는 겁니다. 그래서 간에 무리가 가는 것을 막기 위해서 천천히 흡수되도록 코팅 방식으로 제조하는 약도 있습니다.

21
치료에 정답은 없다

카페에 질문 올리시는 분들은 유용한 지식을 얻기 위해서 여러 카페나 모임에 가입하셨을 겁니다. 그리고 대부분은 시간에 쫓겨서 병원에 가지 못하거나, 자신의 상태가 어떤지 너무 궁금하지만 권위적인 의사에게 감히 질문할 엄두가 나지 않아 이곳에 와서 답을 구하는 분일 겁니다. 저도 네이버, 다음의 간암 관련 카페와 간사랑동우회 등 여러 군데에 가입해서 매일 한 번씩은 꼭 들어가 봅니다. 혹시 오늘은 좋은 소식이 있지는 않을까 하는 마음에서입니다. 그리고 좋은 글이 있으면 퍼 나르기도 합니다.

그런데 간혹 보면 같은 질문에 카페나 댓글을 다는 사람마다 다른 답이 올라오는 경우가 있습니다. 대부분은 전문가가 아닌 분이어서 경험이나 토막상식으로 답글을 올리다 보니 의견이 첨예하게 갈릴 수도 있습니다. 이에 관해서는 본인이 판단하거나 전문의와 상의하셔야 합니다.

카페에서 많이 보는 질문 중 하나는 '언제부터 항바이러스제를 먹느냐?'입니다. 이런 질문은 누구도 쉽게 답변하기 어렵습니다. 대다수 의사는 급여기준이 될 때까지 기다렸다가 약을 처방해줍니다. 그전이라도 본인이 요청하면 처방해주는 의사도 있기는 합니다. 이처럼 정답은 없습니다.

진료가이드라인은 '그때부터 치료하면 괜찮다'가 아니라 의학적인 타당성을 두루 살펴 '최소한 그때부터는 꼭 치료해야 한다'라고 말하는 것으로 받아들이는 게 좋습니다.

건강보험공단이 재정 형편상 무한정으로 급여로 해줄 수는 없기에, 경제원칙에 의거 최소한의 투자로 최대한의 효과를 얻을 수 있는 지점을 진료가이드라인으로 정하는 겁니다. 따라서 간학회나 보험공단 가이드라인에 해당하지 않더라도 치료를 하는 것이 좋을 때가 있습니다. 이럴 경우는 본인의 판단이 무엇보다 중요합니다. 열린 마음을 갖되 냉정하게 판단하고 단호히 실행해가는 것, 그것만이 여러분이 지켜야 할 행동강령이라 생각합니다.

면역관용기 B형간염환자, 간암 및 사망 위험 더 높아
조기 항바이러스제 치료 및 항바이러스제 적응증 확대 필요

면역관용기 B형간염환자들이 장기간 항바이러스 치료를 받은 면역제거기 환자들보다 간암 및 사망 위험이 더 높아진다는 연구 결과가 세계 최초로 발표되었다.

이번 연구 결과는 면역관용기 B형간염환자가 조기에 적극적으로 항바이러스제로 치료하면 간암 발생을 줄이고 생존율을 높일 수 있다는 것을 시사하는 것이다.

우리 의대 소화기내과 교실 김기애, 임영석 교수팀은 "현재 치료가 권고되지 않는 면역관용기 환자 일부에서 선택적으로 조기에 항바이러스제를 사용하는 것이 필요할 수 있음을 제시했고, 이는 장기적으로 항바이러스제 적응증의 확대가 필요함을 시사한다"고 설명했다.

교수팀이 서울아산병원 대규모 장기간 임상 자료를 이용해 치료를 받지 않은 면역관용기 B형간염환자들과 장기간 항바이러스 치료를 받은 면역제거기 환자들의 임상 경과를 비교한 결과 이같이 나타났다.

이번 연구 결과는 지난 수십 년간 지속한 근거가 미약한 학설(면역관용기 환자는 임상 경과가 매우 양호하므로 치료할 필요가 없다는 주장)에 수정이 필요함을 강력히 제시했다.

또 면역관용기 환자들에서 혈액 중 바이러스 농도가 높은 경우 임상 경과가 양호하고, 바이러스 농도가 감소하는 경우 임상 경과가 불량해짐이 최초로 규명되었다.

교수팀은 "그동안 뚜렷한 근거 없이 전 세계 학계에서 믿어오던 잘못된 학설을 바로잡음으로써 만성B형간염 치료의 전환기를 마련할 수 있을 것으로 생각됩니다"라고 밝혔다.

이번 연구는 후향적 코호트 연구이므로 제한점이 있을 수 있지만, 이를 극복하기 위해 다양한 통계 방법을 활용해 연구 결과를 확인했다. 또 연구에 포함된 모든 환자가 한국인이며, 단일 기관 연구이므로, 결과를 일반화하는 데 제한점이 있을 수 있다.

이번 연구 결과는 GUT(IF17.016) 저널 5월호에 'High risk of hepatocellULar carcinoma and death in patients with immune-tolerant-phase chronic hepatitis B'라는 제목으로 발표되었다.

한편 B형간염 바이러스는 만성간염, 간경변, 간암을 유발하며, 국내 40~50대 연령층 사망의 가장 높은 원인이다.

만성B형간염환자들이 바이러스의 증식을 억제하는 항바이러스제를 장기적으로 복용하면 간경변을 예방하고 호전시키며, 간암 발생 위험을 줄일 수 있다.

그런데 현재 각종 진료가이드라인과 건강보험 급여기준은 간효소 수치(ALT)가 정상 상한치의 두 배 이상으로 높아지는 활동성 간염(면역제거기)의 경우에만 항바이러스제 사용을 허용하고 있다.

활동성 간염이 나타나기 전 시기는 면역관용기라고 불리며, 환자의 혈액 내 바이러스 농도는 높지만 간효소 수치가 정상으로 유지된다는 이유로 항바이러스제 치료가 추천되지 않고 있다.

출처: 울산대학교 의대 소식지

간 MRI를 통한 간암 진단 과정에서 알아야 할 것들

최근 의학기술의 발달은 여러 분야에서 눈부십니다. 그중 저와 같은 영상의학과 전문의 입장에서 짧은 기간의 많은 발전이 피부로 느껴지는 것 중 하나가 간암 진단을 위한 간 MRI(Magnetic Resonance Image; 자기공명영상) 검사입니다. 불과 10여 년 전만 해도 간암은 주로 CT(Computed Tomography; 컴퓨터단층촬영)로 진단했습니다. 간처럼 호흡에 영향을 받아 움직이는 장기는 호흡을 멈출 수 있는 짧은 순간(10~20초)에 빨리 검사가 되어야 하는데 당시 기술로는 CT만 가능했기 때문입니다. 그러나 최근 MRI 고속 촬영술의 발전으로 MRI도 그 정도의 시간에 간 전체를 영상화하는 것이 가능해졌습니다. 또한, 고자장 MRI(소위 3.0T MRI)의 보급으로 더 빠르고, 보다 해상도 높은 영상이 가능해졌습니다. 이와 더불어 간세포 특이 MRI 조영제(프리모비스트; Gadoxetic acid)가 개발되어 간암 진단의 정확도가 더욱 높아졌습니다.

실제로 10여 년 전에는 CT로 진단할 수 있는 간암의 크기는 최소 1cm는 넘어야 했는데, 최근에는 심지어 직경이 5mm 정도 되는(심지어 더 작은) 간암도 MRI로 진단하곤 합니다. 이렇게 작은 크기의 간암이 진단된다는 것은 그만큼 빠른 시기에 치료할 수 있고, 따라서 생존율 등 예후가 좋아지는 것이기 때문에 아주 의미가 큰 발전입니다. 이와 같은 변화로 인해 간암 진단을 위한 간 MRI 검사는 점점 더 많이 시행되고 있으며 최근에는 심지어 조직검사를 대체하는 간암 진단의 표준 방법으로 간주하고 있습니다.

그럼 이렇게 중요성이 증가하고 있는 간 MRI 검사에 대해 환자로서 알아야 할 점은 무엇이 있을까요?

첫째, 고위험군인 경우 정기검사가 중요하며, 필요 시 간 MRI를 시행하면 됩니다.

간암, 보다 구체적으로는 간에서 발생하는 원발성 간암인 간세포암(Hepatocellular: HCC)은 여러 가지 원인의 간염 혹은 간경변증(B형 바이러스성, C형 바이러스성, 알코올성 등)이 가장 중요한 위험 인자입니다. 이러한 위험 인자를 지닌 40세 이상의 환자는 6개월에 1회씩 간 초음파검사 및 혈액암표지자 검사(알파태아단백, Alpha-fetoprotein: AFP)를 통해 간암 발생 여부를 모니터링해야 합니다. 이것이 국가 암 검진 사업에서의 권고 사항이며 우리나라 간암 진단의 기본 원칙입니다. 이러한 검사에서 이상 소견이 있어 간암이 의심되는 때에만 CT나 MRI를 시행하는 것이 표준 진료 방법입니다. 위험 인자가 있다고 처음부터 무턱대고 간 MRI 검사를 시행할 필요는 없습니다. 하지만 예전에 간암이 발생해 치료를 받은 적이 있는 경우라면 간암 발생 위험이 매우 높기 때문에 다른 이상 소견 없이도 정기적으로 3~6개월마다 CT나 MRI 검사를 시행하기도 합니다.

둘째, 간 MRI는 장비의 성능과 사용되는 조영제가 중요합니다.

국내 대부분 병원의 MRI 장비는 자장의 세기에 따라 1.5T 혹은 3.0T로 구분됩니다. 1.5T보다는 3.0T 장비가 고급이며, 더욱 빠르고 해상도 높은 영상이 가능합니다. 장비가 아주 오래된 경우 영상의 질이 떨어지곤 합니다. 또한, MRI의 조영제는 여러 가지가 있지만, 현재 간암 진단을 위해서는 프리모비스트(Primovist)라는 조영제를 사용합니다. 다른 MRI 조영제와는 달리 이 약제는 시간이 지날수록 간의 정상세포에 섭취되는 반면, 간암세포에는 섭취되지 않아 주입 20분 후에 MRI를 찍으면 간암세포가 검게 표현됩니다. 물론 프리모비스트가 아닌 일반 MRI 조영제를 사용해도 간암 진단이 가능하지만, 프리모비스트를 사용하면 보다 높은 민감도 및 특이도로 간암이 진단되곤 합니다.

결론적으로 너무 오래되지 않은 3.0T의 MRI 장비를 이용해 프리모비스트 조영 간 MRI를 시행하는 것이 바람직합니다.

셋째, MRI에서는 환자의 호흡 조절이 더욱 중요합니다.

이미 기술한 바와 같이, 간은 호흡에 의해 움직이는 장기입니다. MRI 기술이 발전했음에도, 촬영 대상이 불규칙하게 움직이면 좋은 영상을 만들 수 없습니다. 반면 정지되어 있거나 규칙적으로 움직이는 경우에는 깨끗한 영상이 만들어집니

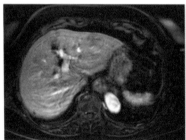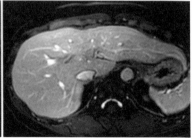

좌측은 촬영 중 심한 호흡 운동으로 인해 물결 모양의 허상이 심한 반면,
우측은 호흡 정지가 양호해 영상이 보다 깨끗하게 보임

다. 그나마 현재까지의 기술 발전 덕분에 한 번 호흡 정지하는 시간에 MRI로 영상화하는 게 가능해졌습니다. 그 시간은 약 15~20초인데, 찍는 동안 움직임이 발생하면 영상이 뿌옇거나 물결치듯 보입니다. 그러면 작은 간암의 경우 진단이 어려워질 수 있습니다. 사실 15~20초 동안 전혀 움직임 없이 숨을 참는 것이 쉬운 일만은 아닙니다. 생소한 MRI 환경으로 인해 긴장하는 가운데, 연세가 많은 분은 더욱 어려움을 겪습니다. 이런 모습은 실제 진료 현장에서 흔히 마주칠 수 있습니다.

앞서 MRI의 성능이나 MRI 조영제의 종류가 영상의 질, 간암 진단에 영향을 미친다고 말씀드렸지만, 사실 호흡 조절을 잘하는지 여부가 훨씬 더 큰 영향을 줍니다. 따라서, 간 MRI 검사를 받으실 때 검사자의 지시에 따라 호흡을 조절하는 것에 신경을 쓰셔야 합니다. 검사 시행 전 호흡 조절에 대한 설명 및 교육이 진단에 큰 영향을 주기 때문에 경험이 풍부한 의료기관에서 검사를 받으시길 추천합니다.

넷째, 간암이 진단되면 바로 치료하기도 하나 때로는 추적검사를 합니다.

간 MRI 결과 간암이 진단되는 상황은 매우 다양합니다. 간암의 크기, 간암의 개수, 간암의 위치 및 혈관과의 관계, 간경변의 진행 정도 및 간기능 등에 따라 매우 다양한 치료법을 적용할 수 있습니다. 고전적으로 초기 간암의 치료는 간절제술을 시행했지만, 최근에는 고주파열치료(Radiofrequency Ablation: RFA)나 극초단파소작술(Microwave Ablation) 혹은 냉동소작술(Cryablation) 등의 비수술적인 치료도 많이 합니다. 초기 간암에 대해 간절제술과 유사한 좋은 결과를 보여주기 때문입니다. 이러한 치료법의 선택은 많은 인자를 고려해야 하는 복잡한 일이고, 경험이 매우 중요합니다. 따라서 간암치료에 경험이 많은 의료기관을 선택하셔야 합니다.

크기가 아주 작다면 진단이 애매합니다. 이런 경우에는 2~3달 후에 추적검사를 시행하는 사례가 많이 있습니다. 간세포암은 빨리 자라지 않는 암이라 작은 경우라면 2~3달 기다려 치료를 해도 최종적인 예후에는 영향을 거의 주지 않기 때문입니다.

결언

간(세포)암은 간염백신사업 등의 효과로 인해 최근 발생빈도가 감소하는 추세나 여전히 암 사망의 주요 원인입니다. 특히 어느 정도 커질 때까지는 증상이 전혀 생기지 않기에 "조용한 살인자"라고도 불립니다. 하지만 최근의 MRI 및 치료기술의 발전으로 인해 초기 간암인 경우 충분히 완치가 가능한 질환입니다. 더구나 우리나라의 간암 진단 및 치료는 전 세계에서 최고 수준입니다.

따라서, 간암 고위험군에 해당하는 경우라면 6개월마다 반드시 정기검진을 시행하셔야 하며, 적절한 시점에서 MRI 검사를 통해 정확한 진단을 받으시길 바랍니다.

– 민트병원 김영선 원장/의학박사(영상의학과 전문의)

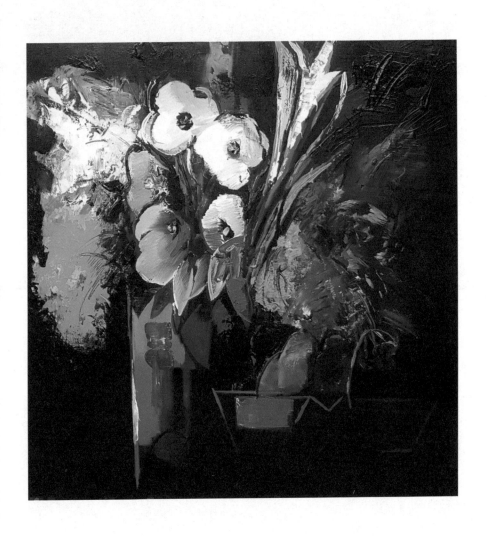

간염에서 간경변 간암에 이르기까지의 똑똑한 투병기

간에
좋다

음식으로 살려내는 몸과 마음

─────

─────── **음식이 손상된 간을 되살려줄까요?**

음식은 약이 아닙니다. 그저 우리 몸에 영양분을 공급하는 양식일 뿐이죠.

저와 절친한 의사가 말하길,

"건강식품 믿지 마라! 그냥 골고루 잘 먹는 게 건강식이다."

저도 이 말에 백번 동의합니다. 다만 간염, 간경변, 간암에 시달리는 우리 환우들에겐 조금 다르다고 봅니다. 막상 간질환에 걸리면 본능적으로 간에 좋다는 음식을 찾게 되니까요. 그러다 보면 간이 견뎌낼 만한 음식인지 가려내는 일이 중요해집니다. 또한 간에 좋다 해도 섭취량에 주의를 기울여야 합니다. 환우의 간은 예민하니까요.

간경변, 간암 등 간질환을 치료하는 환우들은 본인의 몸을 추스르는 일만도 버겁습니다. 이를 지켜보는 가족 역시 당황스럽기는 마찬가지겠지만, 당사자의 심정을 생각하면 금세 마음을 다잡고 간 건강을 회복하는 데 도움을 주기 위해 필사의 노력을 기울이게 됩니다. 저 역시 그랬습니다. 나의 반쪽이 아픈 건 우리의 소중한 인생이 원치 않는 방향으로 무너지는 일이었습니다. 내게로 넘어오는 큰 벽을 어떻게든 막아내고 버텨야 한다는 생각으로 온 힘을 쥐어짜야만 했습니다.

저자인 저의 남편은 간 절제수술 후 생각보다 빠르게 회복되어 일상생활로 돌아왔습니다. 퇴원 후 환자의 아내인 저에게 주어진 숙제는 바로 섭생이었습니다. 환우를 옆에서 지키는 짝으로서 음식은 흔들림 없는 응원만큼이나 중요한 소명이었습니다. 당장 많은 것을 알아야 했기에 간에 좋은 음식, 피해야 할 음식 등에 대해 폭풍 검색에 들어갔습니다. 치료는 그 분야의 전문가인 의사가 하지만, 식사는 제가 책임진다는 마음으로 힘껏 매달렸습니다. 하지만 요리 연구가도 아닌 아마추어가 감당하기에는 결코 쉬운 일이 아니었습니다. 병원에서 영양 지도를 받기도 했지만, 여전히 미흡한 상태입니다. 그래도 다음과 같은 7가지 섭생 원칙을 세워 꾸준히 지켜나가고 있습니다.

· 다섯 가지 식품군을 골고루 먹어야 한다.

· 다양한 색깔의 재료를 골고루 써서 면역력을 기른다.

· 섬유질을 충분히 섭취해 배변을 돕고 노폐물이 몸에 쌓이는 것을 방지한다.

· 염분, 당분, 중성지방, 식품첨가물에 주의하여 합병증과 재발을 예방한다.

· 즐기던 술 대신 양질의 간식을 확보한다.

· 간식은 가능한 한 자연식 위주로 한다.

· 과식을 피한다.

· 음식은 조리보다 깨끗하게 세척하는 것이 먼저이다.

위 원칙에 부연 설명해 드리자면,

· 잡곡을 적당히 포함한 곡물, 올리브유, 신선한 들기름, 견과류, 지방을 제거한 육류, 콩류와 깨 등의 분말, 멸치, 새우 등 크기가 작은 생선으로 양질의 단백질, 지방, 무기질 등의 5대 영양소를 골고루 섭취합니다.

· 재료를 다양하게 쓰면 오색찬란한 음식이 됩니다. 영양 만점에 화려하기까지 하다면 저절로 구미가 당기겠죠. 요즘 유행하는 수퍼 푸드는 간에는 너무 과할 수 있기에 소량만 쓰고, 다양한 채소류를 주로 이용합니다. 당도가 높은 과일보다는 깨끗이 세척한 채소를 많이 섭취하여 비타민, 무기질의 균형을 잡고, 변비 예방과 중금속 배출을 돕습니다.

· 채소와 과일은 즙으로 섭취하지 않습니다. 섬유질을 그대로 씹어 먹거나 갈아서 먹습니다. 즙은 농축이 되므로 혈당을 급격히 올리거나 너무 많은 양을 섭취할 위험이 있습니다.

- 가공식품을 멀리합니다. 정말 어려운 부분입니다. 시중에서 파는 간식류는 대부분 간에 좋지 않은 밀가루와 당분, 중성지방, 첨가물 덩어리입니다. 이것저것 피해 보다가 찾아낸 것이 현미 누룽지입니다. 맛도 좋고 물리지도 않습니다. 치아 건강까지 생각해서 최대한 얇게 구운 것을 선택합니다.
- 생식으로 먹는 채소 역시 좋은 간식거리입니다. 위가 좋지 않아 생식이 부담스러운 분은 살짝 쪄서 드시면 됩니다. 제 남편은 다행히 소화 기능이 좋아서 생식에 부담을 느끼지 않는답니다.
- 발효 식초, 플레인요거트 등의 유산균, 항암작용이 검증된 커큐민 Curcumin 류도 꾸준히 섭취합니다.
- 유기농이든 일반 농산물이든 칼슘 세제를 이용해 깨끗이 씻어 껍질째 섭취합니다. 식재료를 깨끗이 씻는 일은 무엇보다도 중요합니다. 저는 채소를 씻을 때, 고무장갑을 끼지 않습니다. 사이사이에 낀 불순물이나 농약을 조금이라도 놓치지 않기 위해섭니다.

―――― 어떻게 드셔야 할까요?

처음에는 수집한 정보를 바탕으로 매일매일 식단을 새롭게 짰습니다. 채소를 씻어 데치거나 시래기를 삶고, 삶은 고기를 준비하는 등 다양한 조리에 도전했습니다. 음식을 하면서도 혹시 잘못되어 간에 화를 미치지는 않을까 두려워하는 날의 연속이었습니다.

채소의 생식까지 걱정해야 했기에 맛을 내는 일이 쉽지 않았습니다. 그렇게 1~2년을 지내다 보니 차츰 옥석을 고를 수 있게 되고, 식단의 기틀이 잡혔습니다. 수술 후 만 4년이 지난 지금은 일상에서 챙겨 먹는 음식과 먹는 방법이 정해져 있습니다. 이제는 환자를 위한 식단이 아니라 부부가 함께 즐기는 건강한 식습관으로 자리잡힌 겁니다.

누구나 다 아는 내용일 수도 있지만, 4년간 지치지 않고 실생활에서 꾸준히 지속해온 저만의 노하우를 소개합니다. 스스로 음식을 해 드셔야 하는 환우나 가족분들에게 유용한 지침이 되기를 바랍니다.

곡류나 육류는 식사할 때 섭취하지만, 채소는 종류가 많아서 모두 상에 올리기가 어렵습니다. 더구나 신선도 때문에 오래 두고 먹기도 힘듭니다. 그래서 그날 먹을 분량을 따로 마련해두는데, 매일 출근하는 저로서는 남편이 빠짐없이 채소를 먹는지 확인할 수도 없기에 솔로몬의 지혜가 필요했습니다.

그렇게 해서 생각해낸 방법이 정해진 양을 도시락으로 안겨주는 것입니다. 채소, 견과류, 소량의 과일로 도시락을 싸서 주면 출퇴근 길 운전할 때나, 집에서 간식으로 부담 없이 먹게 되고, 조금 남더라도 냉장고에 보관할 수 있어서 버리지 않고 다 먹게 됩니다. 건강을 위하는 마음으로 의무적으로 정해진 양을 먹다 보면 좋은 식습관으로 자리 잡게 됩니다. 도시락은 이제 제 힘이 다할 때까지 지켜나갈 약속이 되어버렸고, 덩달아 저도 그것으로 한 끼 식사를 대신하게 되었답니다.

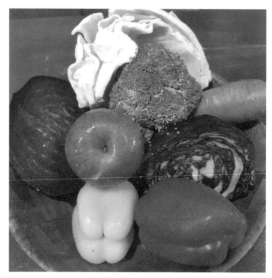

　채소는 당근, 토마토, 살짝 데치거나 찐 브로콜리, 흰 양배추, 적채, 삼색 파프리카를 기본으로 하며, 여름에는 샐러리, 오이, 초가을에는 콜라비, 마, 야콘, 데친 연근 등 다양한 뿌리 식물이 들어가 더욱 풍성해집니다. 라이코펜이 풍부하여 항염, 항암 효과가 뛰어난 토마토와 당근은 지방과 함께 먹어야 흡수가 되는 항산화식품입니다. 바로 먹지 않을 때는 견과류와 함께 넣는 센스를 발휘해도 좋습니다. 푸른 채소는 빨리 상하니 대부분 들어오는 대로 밥상 위에 올립니다.

과일은 작은 사과 반 개 정도를 기본으로 하고, 제철 과일을 조금씩 더합니다. 철이 돌아오면 블루베리가 등장하기도 합니다. 바로 먹을 때는 냉동 블루베리도 씁니다. 최근에는 아로니아 나무를 키우는 친구 덕분에 아로니아 열매를 조금씩 갈아 먹기도 합니다. 작게 한 줌(15알 정도) 넣고, 쪄낸 비트와 바나나 등을 함께 넣어 갈아서 마시는 것도 좋은 방법입니다. 아로니아는 콩 대신 밥에 넣어 먹기도 하는데, 백일 이상 섭취하는 것은 과하다 합니다. 그래서 간이 좋지 않은 남편은 하루 한 번, 저는 두 번으로 제한하고 있습니다.

채소는 조리하지 않아 준비하기 쉬운 편이지만, 세척 시간이 길고, 종류별로 담는 일만 해도 뒤처리까지 하면 삼십 분은 걸리기 때문에 정성 없이는 쉽지 않은 일입니다. 그래도 간이 원하는 음식이니 꼭 챙겨야 합니다. 한 끼 식사일 때는 가끔 계란, 고구마 등도 끼워줍니다.

채소와 과일을 세척할 때 쓰이는 세제는 소금, 식초, 베이킹소다, 구연산, 소주 등 여러 가지가 있지만, 저는 주로 조개나 굴껍질이 원료인 칼슘 세제를 사용합니다. 가격은 좀 비싸지만 화학 성분이 전혀 없으며 소량을 써도 세척력이 뛰어나니까요.

농약이 녹아 나오도록 미지근한 물에 10~15분 정도 담가줍니다. 물에 푹 잠길 만큼 담갔다가 흐르는 물에 뽀드득 소리가 나도록 씻어냅니다. 되도록 맨손으로 씻어줍니다.

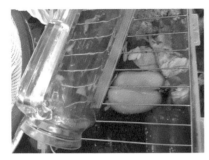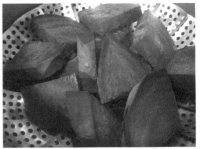

베타인 Betaine 성분이 풍부해 항염 효과가 뛰어난 비트는 식감 과 영양 증가를 위해 쪄서 사용합니다. 비타민, 칼슘, 파이토케미 컬 Phytochemical(항산화, 항염 또는 해독 따위의 작용을 하는 식물성 천연물질) 이 풍부한 브로콜리도 찌거나 소금물에 살짝 데칩니다.

옆 사진은 도시락입니다. 2L 정도의 컨테이너에 가득 채운 채소, 약간의 견과류는 생명의 양식입니다.

블루베리도 보입니다. 안토시아닌을 많이 품고 있는 베리류의 항 산화 기능은 두말할 필요가 없겠지요. 항염증성 면역단백질을 증가 시키는 비타민C도 많다고 해서 자주 먹습니다.

결혼하고 아이도 키워보신 여성 환우들은 스스로 잘 챙기시지만, 남 성이나 미혼의 여성, 특히 요즘 1인 가구로 사시는 환우들은 음식에 대한 경험도 부족하고, 불안감 때문에 이것저것 사서 드시는 것이 많을 줄 압니다. 저의 경험과 연구, 그리고 사랑으로 권하는 음식 소 개가 여러분께 조금이나마 도움이 되기를 바랍니다.

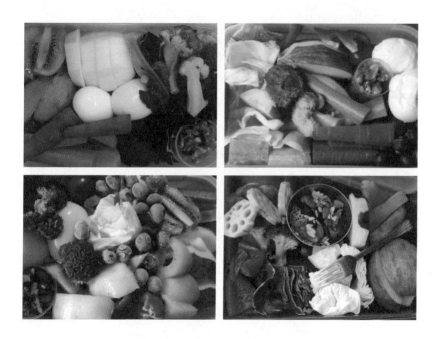

간질환^에 좋은
음식 만들기

율리아네 이야기

———

발효 저장식인 흑마늘과 된장, 간장 등
항염, 항암에 좋은 식재료 몇 가지로 만드는 음식을 소개합니다.

쑥

―

쑥은 유해물질을 걷어내주는 엽록소와 식이섬유, 영양성분이 풍부하여 염증을 다스리는 효능이 있는 식재료입니다.

쑥은 된장국에 넣으면 좋습니다. 봄에 잠깐 연한 쑥이 나오는데, 시중에서 파는 것을 쓰지 않고 주로 인적이 드문 야산에서 캐옵니다. 된장국을 끓이려면 먼저 멸치와 건새우로 육수를 냅니다. 육수가 팔팔 끓을 때 된장을 풀고, 마지막에 쑥과 마늘을 넣어 잠깐 끓입니다. 소중한 영양소를 뺏기지 않으려면 단시간에 조리하는 것이 중요합니다.

날이 따뜻해지면서 웃자란 쑥은 윗부분 새잎만 뜯어서 데칩니다. 불린 현미와 함께 방앗간에 가져가면 곱게 빻아줍니다. 냉동실에 소분하여 두었다가 조금씩 꺼내 씁니다. 식성에 따라 아보카도 오일을 두르고 전을 부치거나 쑥개떡을 해 먹습니다.

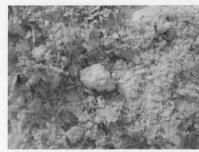

얼려둔 현미쑥가루　부침에는 영양 많은 아보카도 오일을 주로 사용

아욱국

아욱은 칼슘, 비타민, 단백질까지 풍부한 알칼리 식품으로 대소변을 원활하게 합니다. 보통 건새우와 함께 썼을 때, 영양 균형이 맞는다고 합니다. 저는 냉동실에 넣어둔 바지락으로 국을 끓였습니다.

재료 아욱, 건새우가루 또는 모시조개나 바지락, 집된장, 대파, 마늘, 홍고추

① 아욱은 질긴 겉껍질을 제거하고 다듬습니다. 바락바락 주물러 씻어야 특유의 미끈거림이 사라집니다. 씻기 어려우면 살짝 데쳐서 쓰면 됩니다.

※ 한꺼번에 손질하고, 남는 아욱은 살짝 데쳐 냉동실에 두고 씁니다.

② 끓는 물에 바지락을 넣습니다.

③ 아욱을 듬뿍 올리고, 국물이 바글바글 끓어올라 숨이 죽어 어우러질 때까지만 끓입니다.

④ 된장을 미리 대접에 잘 풀어놓습니다. 마늘, 대파, 홍고추를 풀어놓은 된장과 함께 넣어 센 불로 한소끔만 끓인 후 불을 끕니다. 단시간에 끓이는 것이 된장과 마늘의 영양을 지키는 방법입니다.

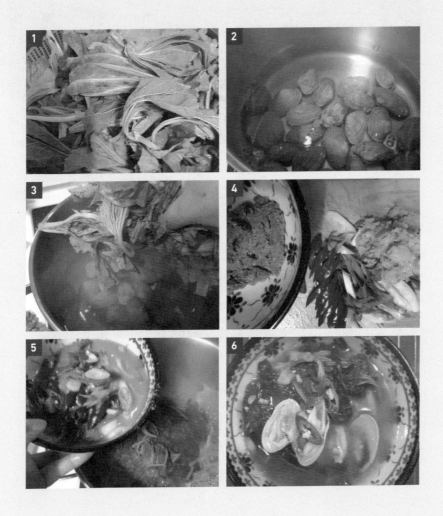

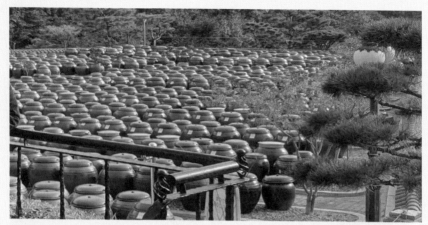
—— 재래식 장 담가 파는 곳

맛 좋은 된장과 부드러운 아욱만 있으면 다른 양념은 필요 없습니다. 간맞춤에 쓰이는 간장, 된장은 직접 담가서 씁니다. 소금도 신안에서 가져와 간수를 뺀 후, 한 번 볶아서 불순물을 최소화합니다.

현대 생활에서 장을 직접 담그는 것은 어려운 일입니다. 그러니 믿을 만한 곳에서 재래식으로 발효된 것을 사야 합니다.

옆 사진은 저의 소박한 장독대입니다. 간장이 잘 익으면 생긴다는 흰곰팡이류의 메밀꽃이 피었습니다.

메주는 수안보에서 직접 심은 재래종 콩으로 쑤는 분에게서 삽니다. 콩에 더해 신안 소금, 물, 이렇게 딱 세 가지 재료가 들어갑니다. 햇볕과 바람이 알아서 공을 들이니 가끔 들여다보는 애정만 있으면 됩니다.

항아리에서 일 년쯤 지나면 유리병에 담아 냉장 보관합니다. 플라스틱 용기에 담긴 양조간장도 때론 써야 할 곳이 있으니 사는데, 집에 와서 바로 유리병에 옮겨둡니다. 모든 저장식품은 유리병에 보관합니다. 미세 플라스틱이 우리를 괴롭히는 존재라니 일단 피하는 게 상책입니다.

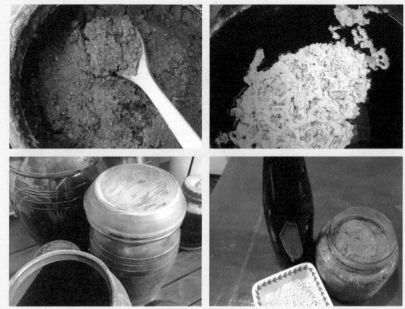

우리 집 간장, 된장, 소금

Tip
—

콩 이야기

콩에는 이소플라본(Isoflavone)이란 지방산이 들어 있는데 이것이 염증 완화에 도움을 줍니다.

콩을 먹는 방법은 여러 가지입니다. 발효시킨 전통 장은 훌륭한 식품이고, 두부는 이소플라본 함량이 가장 높은 콩 음식입니다. 특히 얼렸을 때 그 함량이 배가된다는 연구 결과도 있으니 많이 활용하십시오.

여름철 콩국수도 식이섬유를 듬뿍 지닌 영양식입니다.

흑마늘

—

새콤달콤하고 은은한 흑마늘 젤리를 만들려면 낡은 전기 보온밥통만 있으면 됩니다.

마늘을 통째로 넣으면 시간이 오래 걸리고 타기까지 합니다. 겉껍질만 제거한 통마늘을 밥통 맨 아래에 절반 정도 넣습니다. 그 위에 속껍질이 상하지 않도록 조심스럽게 분리시킨 쪽마늘을 8부 정도 차게 넣고 보온 버튼을 누릅니다. 뚜껑을 열지 않고 보름 정도 방치한 후, 위아래로 뒤집어줍니다. 아래쪽은 눌기 쉽고 위쪽은 덜 익어서 그래요.

이렇게 뒤집어준 후 일주일 정도 지나면 마늘이 새카맣게 발효가 됩니다. 계절에 따라 시간차가 있는데 가을에 하면 약 3주 정도 걸립니다. 초기에는 발효로 인해 마늘 냄새가 심하니 며칠간 밖에 두는 것도 좋습니다.

발효가 끝난 마늘은 물기가 많아, 바로 까기 어렵습니다. 통마늘은 잘 마르도록 쪽을 내고 쟁반 위에 널어 2~3일 햇볕에 말려줍니다. 젤리처럼 쫄깃대는 흑마늘이 되려면 2~3개월 냉장건조를 해야 합니다.

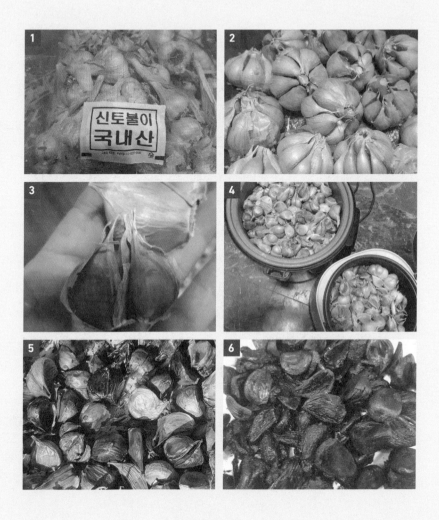

삶은 고기와 표고 무침

재료 소나 돼지의 사태, 말린 표고, 다시마, 된장, 마늘, 대파, 통후추, 들기름, 참기름, 실고추나 홍고추 조금, 죽염이나 볶은 소금

① 큰 냄비에 1kg 정도의 덩어리 고기가 잠길 만큼 찬물을 붓고, 말린 표고, 다시마 조금, 된장 한 스푼, 통후추 15개 정도 넣고, 중불에서 약불로 한 시간 정도 삶아냅니다.

※ 식감이 떨어지므로 너무 무르지 않도록 조절합니다.

② 고기와 표고가 잘 삶아지면 고기를 꺼내어 결따라 손으로 찢습니다. 너무 잘게 찢으면 쫄깃한 식감이 떨어지니 중환자가 아니라면 한입 크기로 찢어 드시는 것이 좋습니다. 표고는 칼로 적당히 썰어줍니다.

③ 다진 마늘과 들기름, 참깨는 넉넉히, 참기름과 파는 조금, 다진 홍고추나 실고추 조금과 죽염 소량을 넣고 조물조물 무칩니다. 이미 된장으로 밑간을 했으니 소금은 마지막 간할 때만 조금 넣습니다.

※ 남은 것은 가능한 한 데우지 말고 냉장고에 보관합니다. 2~3일 두고 먹을 수 있어서 단백질 보충식으로 애용하는 반찬입니다. 싫증 나면 미역국이나 뭇국 꾸미(국이나 찌개에 넣는 고기붙이)로 써봅니다.

고기 자체가 기름이 적다 보니 삶아낸 국물에도 거의 기름이 뜨지 않습니다. 두부, 호박 등을 넣어 된장찌개로 활용하는, 버릴 것 하나 없는 완전한 건강식입니다.

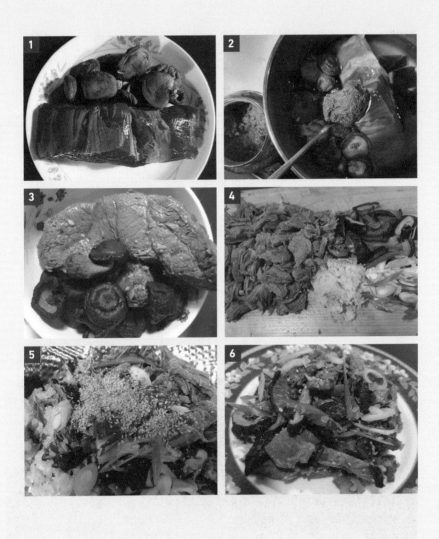

간을 위한 영양소 중 동물성 단백질은 필수입니다. 각종 고기와 생선을 적당량 고르게 먹어야 간 환자에게 오기 쉬운 빈혈을 예방할 수 있습니다.

암 증식을 피하려면 무조건 동물성 단백질의 섭취를 금해야 한다고 말하는 사람도 있습니다. 그 대안으로 콩고기를 권하기도 하는데, 이는 고기처럼 만드는 가공 과정에서 첨가물이 이것저것 들어가기 때문에 그다지 몸에 좋지 않습니다. 콩은 콩 본연의 상태로 먹을 때 가장 좋습니다.

고기 중에는 기름이 적으면서 맛도 뒤지지 않는 붉은 살코기를 골라야 합니다. 저는 주로 사태 부위를 선택합니다. 소, 돼지 모두 사태로 맛있는 보쌈 요리를 만들 수 있는데, 염분 섭취가 많은 게 단점입니다. 조리법이 간단하면서도 맛이 담백한 재래식 무침은 당분이 전혀 들어가지 않은 건강식이며, 간에 좋은 표고와 함께 어우러져 균형 있는 영양분을 공급합니다.

Tip
—

표고버섯

생표고가 많이 나와 값도 싸고, 볕이 좋아 말리기도 좋은 봄, 가을철에 넉넉히 삽니다. 먼저 햇볕에 2~3일 말려 비타민D를 저장시킨 후, 냉장실 문의 맨 아래 칸에 포장이나 용기 없이 그냥 넣어둡니다. 상하지 않고 서서히 마르기 때문에 일 년 내내 손쉽게 꺼내 쓸 수 있습니다. 물에 불려서 국물이나 음식에 넣습니다.

요거트

—

요거트에 우리가 매일 먹는 분말들을 조금씩 넣어 먹으면 질리지 않고 오래
도록 먹을 수 있습니다.

시판하는 플레인 요거트를 써도 되지만 직접 만들어보는 것도 좋습니다. 요
거트에 우유를 부어 반나절에서 하루 반 정도 상온에 놓아두면 발효되어 새
로운 요거트가 됩니다. 흔들면 유산균이 죽으니 곱게 모시고, 오래 반복하
면 잡균이 번식할 수 있으니 일주일 정도만 쓰고, 새로 시작합니다.

샐러드에 넣을 때도 휘젓기보다 살살 뒤적이며 섞어야 유산균을 보호할 수
있습니다.

밤호박 요리

밤호박은 단호박류의 보우짱이라는 품종입니다. 껍질에 페놀산^{Phenolic acid}이 풍부한 항산화식품입니다. 냄비나 전자레인지에 찌거나 구워서 먹으면 됩니다. 아침 식사나 샐러드로 활용하기 좋을 만큼 영양도 맛도 그만입니다. 단호박보다 단단하고 달달하여 밤호박이라고 부르나 봅니다. 여름에 수확하고, 저장기간 동안 적당히 숙성된 후, 가을에 시중에 나오기 때문에 영양이 더 풍부하다고 합니다.

· 찌거나 구워냅니다.
· 구워 먹는 치즈와 방울토마토, 꿀을 곁들이면 초간단 아침 식사로 최고입니다.
· 토르티야에 각색 채소를 넣고 말아 타코나 브리토를 만들어도 좋습니다. 레몬을 살짝 곁들이면 상큼합니다. 어쩌다 한 번쯤은 소스를 넣어 드셔도 됩니다.

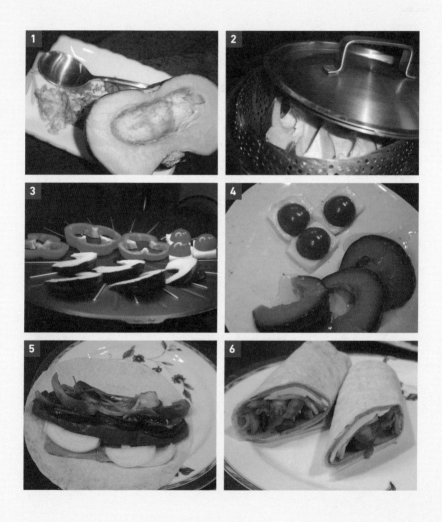

밤호박 브로콜리죽

슬라이스 치즈 한 장으로 영양과 간을 맞춥니다. 모짜렐라 치즈도 좋습니다. 소화와 영양 면에서 아침 식사나 회복기 환자식으로 훌륭합니다.

① 호박의 윗부분을 잘라 뚜껑을 만듭니다.

② 속의 씨를 모두 파내고 전자레인지에 충분히 익혀냅니다.

③ 밤호박과 브로콜리 찐 것을 적당량의 물과 함께 분쇄기에 갈아줍니다.

④ 찐 호박 안에 간 죽을 부어 넣습니다.

⑤ 슬라이스 치즈를 얹고 뚜껑을 닫습니다.

⑥ 전자레인지에 3분 정도 데워줍니다.

이 정도면 두 사람이 오순도순 드실 만한 양이지요?

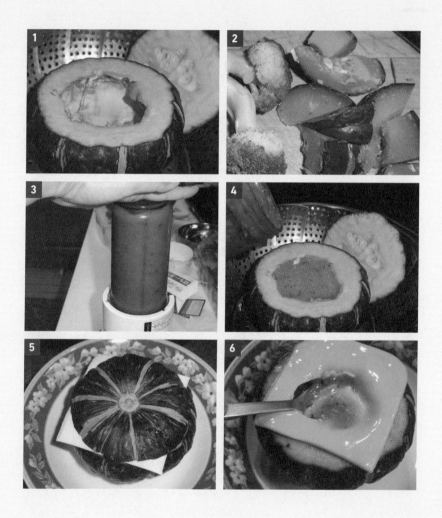

밤호박 샐러드

—

냉장고 속 채소들을 불러내고, 상큼한 요거트와 올리브유 또는 발사믹과 올리브유만을 넣어 섞어주면 싱그러운 샐러드가 됩니다.

올리브유와 발사믹, 요거트의 장점은 온 세상이 다 압니다.

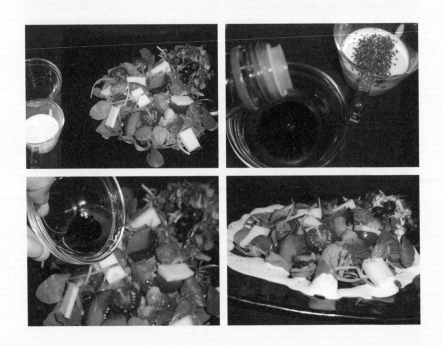

강황

—

요즘 강황의 효능이 널리 알려지면서 찾는 사람들이 많습니다. 저도 진도 강황가루를 사서 요거트에 넣어 보았습니다. 암환자에게 가장 안전한 음식이라고 해서 검은콩가루와 검은깨가루처럼 꾸준히 복용하게 하려 했는데, 강황의 주요 성분인 커큐민의 흡수율이 너무 낮아 효과를 제대로 발휘할지 의심스럽다는 얘기를 듣고는 망설여졌습니다. 뒤늦게 커큐민 분자를 잘게 쪼개 흡수율을 30배 가까이 높인 식품이 여기저기서 나오기 시작해서 나름 공신력 있는 것을 골라 매일 섭취합니다.

물에 잘 녹으니 타서 마셔도 되고 요거트에 섞어도 됩니다. 급할 땐 가루약처럼 그냥 먹기도 한답니다.

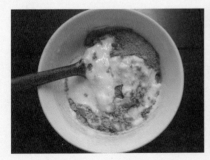 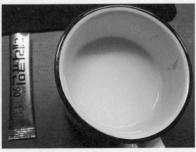

닭가슴살 새싹채소 샐러드

대표적인 건강 샐러드입니다.

재료 삶은 닭가슴살, 새싹채소, 사과, 파프리카, 양상추, 혼합 드레싱(올리브유+발
사믹+매실청 또는 사과식초), 후추

① 닭가슴살을 소금물에 삶아 손으로 찢어줍니다.
② 새싹채소, 얇게 썬 사과, 파프리카, 양상추를 넣고, 올리브유, 발사믹, 매실청 또는
사과식초를 섞은 기본 드레싱에 후추를 약간 뿌려 깔끔하고 상큼한 맛을 살립니다.

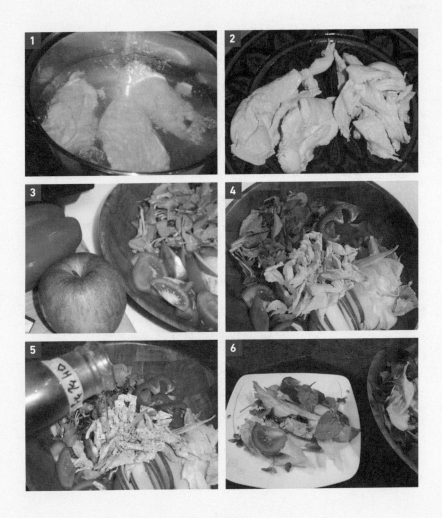

풋사과 블루베리 요거트 샐러드

—

1년에 2~3주만 수확 가능한 풋사과(아오리 아님)는 폴리페놀이 풍부한 항산화식품입니다. 제철을 놓치지 말고 활용해보세요. 살짝 떫은맛이 있으니 요거트와 꿀로 버무립니다. 풋사과의 신맛 때문에 식초를 넣지 않아도 초여름 입맛을 돋워줍니다. 쪄서 냉동실에 넣어둔 밤호박도 섞어줍니다.

※ 채소 도시락을 싸다 보면 늘 조금씩 남는 채소, 과일이 있는데, 이것들을 섞어 활용합니다.
※ 꿀은 가능하면 숙성된 꿀을 사용하는 것이 좋습니다.

재료 구운 닭가슴살, 풋사과, 블루베리, 꿀, 소금, 후추

① 닭가슴살은 후추와 소금을 살짝 뿌려 구운 후, 조각을 냅니다.
② 풋사과는 큼직하게 깍둑썰기하고 갈변(갈색으로 변함)하기 전에 닭가슴살과 함께 꿀로 버무립니다.
③ 블루베리와 요거트를 섞어서 얹어주고 레몬즙으로 마무리합니다.

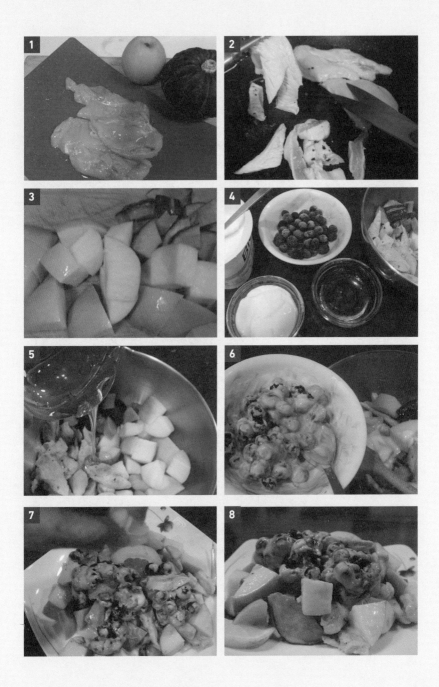

간질환에 좋은 음식 만들기

행복아침 이야기

라디오에서 아련한 노래가 흘러나옵니다.

당신에게서 꽃내음이 나네요.
잠자는 나를 깨우고 가네요.
싱그런 잎사귀 돋아난 가시처럼
어쩌면 당신은 장미를 닮았네요.
        (…)

이 노래를 흥얼거리다가 혼자 결심합니다.
다음에 노래방에서 부를 노래는 너로 정했다!
함께 가실 분은 붙어요, 붙어!

당신은 어쩌면 장미를 닮았네요.
노랫말 참 아름답습니다!
간사랑 회원님들처럼요.

그런 의미에서
오후에 담근 레몬청을 소개합니다!!!

간에 좋은 레몬청

---

① 굵은소금으로 박박 문질러 닦습니다.

② 베이킹소다로 닦습니다.

③ 끓은 물을 부어서 뒹굴립니다.

④ 얇게 채 썰고 씨를 뺍니다.

⑤ 전체 양의 2/4는 얇게 슬라이스, 1/4은 껍질 얇게 채 썰고, 1/4은 믹서기에 갈아줍니다.

⑥ 씨는 쓰니까 다 발라주고, 밑동, 위는 버립니다.

⑦ 레몬 : 원당 = 1 : 0.8

⑧ 실온에서 하루 보관, 냉장고에서 1주일 숙성합니다.

※ 항암 · 항박테리아 성분이 있는 레몬은 체내 독소 배출, 간 해독, 노화 방지 효과가 있습니다. 껍질에 함유된 에리오시트린이 과즙의 23배나 되니, 가능하면 껍질까지 먹는 게 좋습니다.

※ 꿀을 포함한 설탕 등 당분은 암환자에게 안 좋을 수 있으니, 간암뿐만 아니라 간염에서 간경변으로 진행된 환우들은 양을 조절해서 사용하시기 바랍니다.

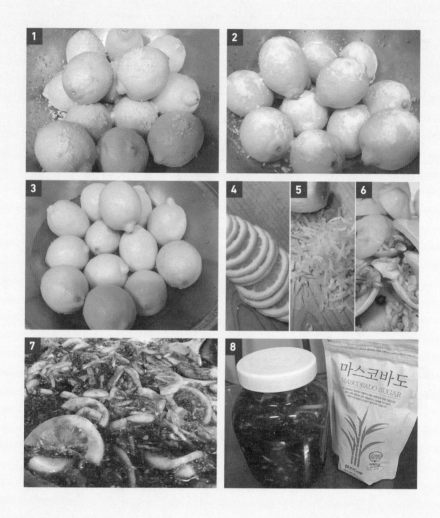

다마리 간장

간질환 카페를 찾는 분이라면 누구나 식이요법에 관심이 있으시겠죠?
우리 환우는 식단을 짤 때 저염식에 매우 신경을 씁니다. 염분의 양을 줄이
면서도 식재료의 맛을 살리는 일은 쉽지 않죠. 저는 그 어려운 일을 해내기
위해서 가끔 특별한 간장을 사용합니다. 그것은 바로 다마리 간장!!!

다마리 간장을 쓰면 요리 시간이 1/3로 줄어들고, 불고기, 찜요리, 생선요
리, 볶음요리, 나물무침, 잡채 등에 들어가면 맛을 배가시킵니다. 식욕을
돋우는 일등공신이라 할 수 있죠. 그럼 다마리 간장을 만드는 방법을 알아
보죠.

재료 간장 2L, 무스코바도 1kg, 미림 1.5컵, 정종 1컵, 사과 1개, 레몬 1개, 야채수 1컵

야채수 재료 물 2컵, 생강 20g, 마늘 20g, 양파 200g, 통후추 1T, 건표고버섯 5개, 당근
50g

   ※ 컵은 일반 유리컵을 기준으로 합니다.

   ※ 무스코바도 Muscovado는 원당입니다. 800g 투여를 권장하지만 이미 간암으로 진행
   된 경우 양을 줄이세요.

   ※ 간장은 집에서 쓰는 것이면 되고, 재료의 양이 많으면 절반으로 줄이세요.

① 야채수의 양이 1컵 정도 될 때까지 졸입니다. 체에 밭쳐 채수만 받아 놓습니다.

② 레몬을 베이킹소다로 문질러 닦은 후, 끓는 물에 살짝 데칩니다. 씨를 빼서 슬라이스합니다.

③ 간장, 설탕, 야채수를 한꺼번에 넣어줍니다. 잘 저어서 설탕을 녹이면서 끓입니다. 끓기 시작하면 미림(맛술), 정종을 넣고 계속 끓입니다.

※ 넘치지 않게 지키고 서서 저어주어야 하며, 거품을 걷어낸 후, 5~10분 더 끓입니다.

④ 불을 끄고 바로 슬라이스해둔 레몬, 사과를 넣습니다.

⑤ 뚜껑을 덮고 24시간이 지나면 사과와 레몬은 체로 걸러줍니다. 완성!!!

※ 끓는 물에 소독한 병에 담습니다. 냉장실에 넣으면 6개월은 두고 드실 수 있습니다.

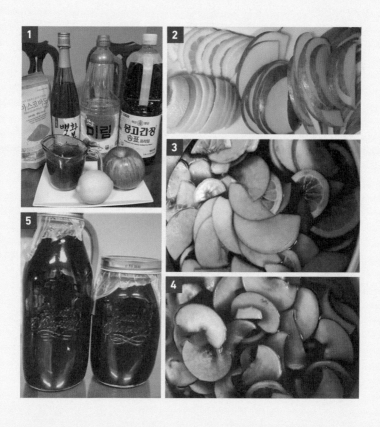

천연 항암제, 꿀마늘

마늘이 건강에 이롭다는 것은 널리 알려진 사실입니다. 그래서 흑마늘을 만들어 먹었는데, 다행히 매운맛은 없었지만, 위장이 약해서인지 속쓰림이 느껴졌습니다. 그 얘기를 들은 지인이 꿀마늘이 효과가 좋다며 먹어보라고 권했습니다. 그때부터 꿀마늘을 먹게 되었습니다.

꿀마늘의 장점은 다음과 같습니다.

- 마늘을 많이 먹을 수 있어서 좋다.
- 마늘과 꿀이 만나면 효과가 극대화된다.
- 마늘의 항암 성분이 암이 크는 것을 억제하고, 예방한다.
- 체내에 불필요한 노폐물과 독소를 배출한다.
- 체온을 높여준다.
- 세포를 손상하는 활성산소를 제거해준다.

꼭! 당일 깐 마늘을 써야 합니다. 냉장고에 들어간 마늘은 쪄도 푸르게 변합니다.

① 상처 난 부분을 꼭 도려내고 깨끗하게 3번 이상 씻어줍니다.

② 물을 먼저 700~800mL 넣어서 끓여주고, 물이 끓으면 마늘을 넣고 뚜껑을 덮어 15분간 쪄줍니다. 젓가락이 쑥 들어갈 정도까지 익힙니다. 그래야 맵지 않습니다.

③ 다 쪄진 마늘은 펼쳐서 식혀줍니다.

④ 깨끗한 병에 식은 마늘을 넣고 꿀은 아주 조금만 부어주세요. 냉장고에 넣은 후 3~4일이 지나면 먹어도 됩니다. 마늘만 건져 드세요.

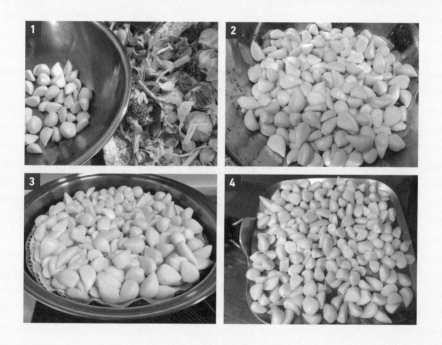

추천하고 싶은 의사 선생님들

안양 온유내과 · 황남철 원장

제가 처음 간암을 확진받고 온라인에서 최초로 상담을 하고 많은 도움을 받은 분입니다. 실제는 물론 이론적으로도 해박한 지식을 갖고 환우들을 따뜻하게 진료하시는 분입니다.

동탄 임승빈내과 · 임승빈 원장

항상 우리집 주치의처럼 건강을 챙겨주셨습니다. 무엇보다도 간암을 초기에 발견할 수 있도록 해주신 분이고, 초음파와 내시경을 놀랄 정도로 잘 보십니다.

서울 내안애내과 · 김창섭 원장

제가 직접 뵌 적은 없으나 예전에 간사랑 네트워크를 만들어 간염 환우들에게 많은 도움을 주신 분입니다. 특히 항바이러스제의 선제적인 처방에 대해 탁월한 이론을 갖추고 환자 입장에서 알기 쉽게 설명해주신다고 합니다.

강북으뜸내과 · 한우식 원장

카페에 회원들이 다녀온 소감을 많이 올려서 알게 되었는데, 시간에 구애 받지 않고 환자가 질문하면 종이에 그려가며 친절히 설명해주신답니다. 무엇보다도 진료가이드라인에 상관 없이 필요하다고 여겨지시면 항바이러스제 처방을 해주시는 분입니다.

서울 연신내 청구성심병원 · 문병수 과장

고교 선배이며 아내들이 고교 동창으로 아주 오래전부터 잘 알고 지내던 사이입니다. 용인 세브란스병원장, 연대 소화기내과 교수를 지내셨습니다. 무엇보다도 오랜 경험을 바탕으로 항바이러스제를 일찍 처방해주십니다. 경력이 말해주듯이 뛰어난 분이기에 적극 추천합니다.

광주 한정렬내과 · 한정렬 원장

간염 환우는 거의 다 알 정도로 유명하신 분입니다. 유튜브에 많은 동영상을 올려주고 계십니다. 이분이 올리신 동영상으로 초기에 많은 공부를 했습니다. 간염 환우들에게는 고마운 분이고, 설명이 필요 없는 훌륭한 분입니다.

울산 편한내과 · 김대현 원장

블로그에 항상 최신 논문과 의학지식 소개를 해주셔서 많이 공부했습니다. 개인병원에서 블로그를 운영하면서 최신 논문 등 전문적인 자료를 올려주시는 곳은 이곳밖에 없습니다. 명성에 걸맞게 간에 대한 해박한 전문지식으로 환우들에게 큰 도움을 주시는 분입니다.

서울 민트병원 · 김영선 원장

지방의 환우가 MRI를 찍을 수 있는 병원을 추천해 달라고 해서, 인터넷 검색하다가 원장님 프로필과 MRI 장비에 대해 알게 되었습니다. 우리에게는 정말 고마운 분인데 그 이유는 큰 병원에서도 들을 수 없는 MRI 영상에 관한 설명을 영상전문의이신 원장님이 함께 보며 상세히 해주시기 때문입니다.

근래에 1cm 전후 극초기 간암을 이곳에서 발견하신 분이 상당히 많이 계십니다. 카페 회원들에게는 꼼꼼한 설명과 더불어 조금이라도 심적·경제적 부담을 덜게 해주시려는 슈바이처 같은 선생님이므로 적극적으로 추천합니다.

대전 김남재내과 · 김남재 원장
친절하시고 무엇보다도 간염에 대한 해박한 지식으로 쉽게 설명을 해주십니다.

부산 좋은강안병원 · 이동현 선생님 · 주종우 선생님
준종합병원급이며 내과·외과 모두 진료상담을 할 수 있는 병원으로 선생님들이 설명을 잘 해주십니다.

메이저병원 교수진
- **아산병원:** 이영상, 김기훈, 이영주, 안철수, 심주현, 문덕옥, 송기원, 김강모
- **삼성병원:** 강원석, 최규성, 심주현
- **세브란스병원:** 한광엽, 안상훈, 최진섭, 김도영
- **강남세브란스병원:** 이현웅, 임진홍
- **국립암센터:** 김성훈